センシビリティBOOKS

骨を丈夫にする食生活とくらし

骨粗しょう症の予防と改善に役立つ食べ物

［監修］
白石弘美
管理栄養士

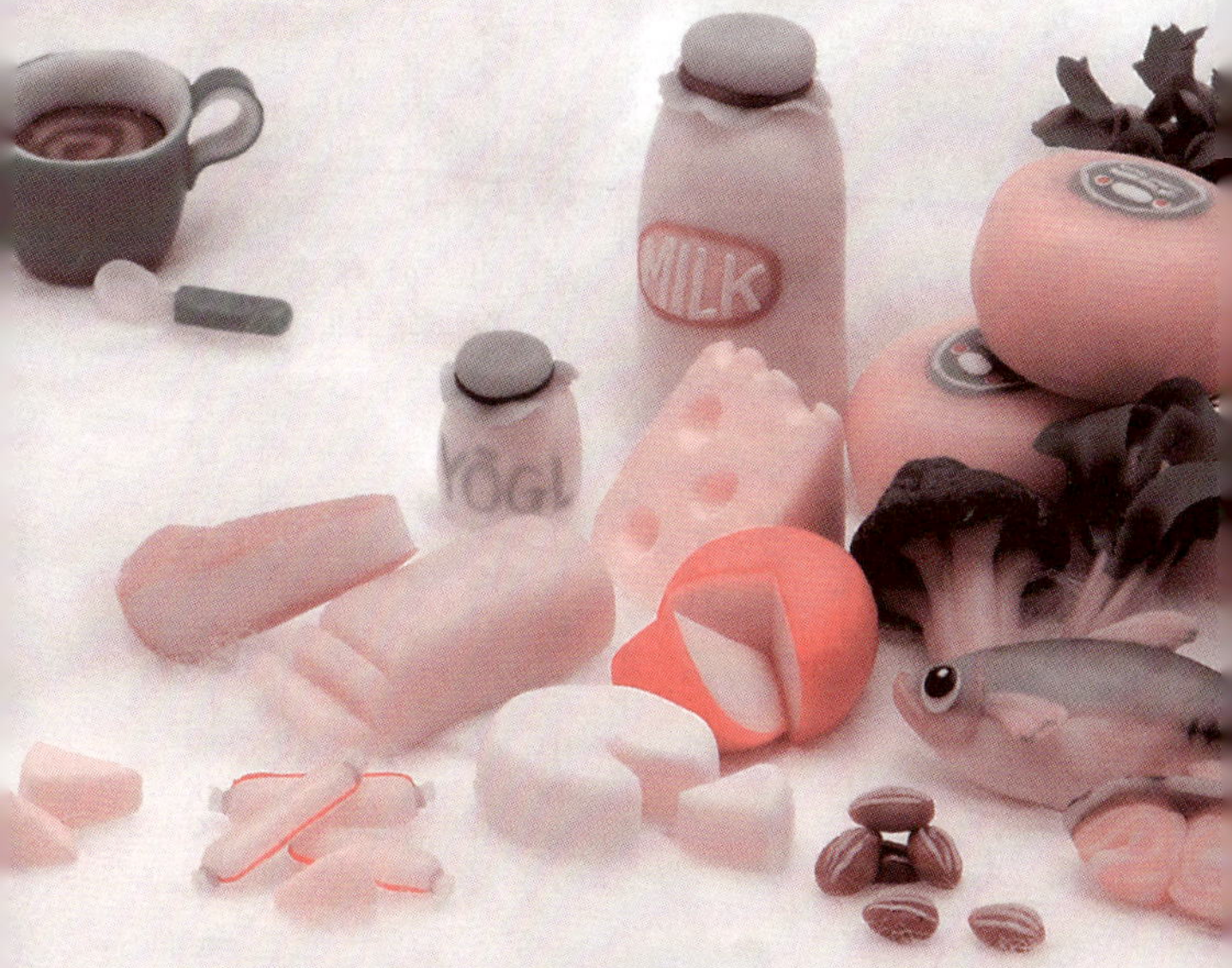

同文書院

はじめに

平成13年度「国民栄養調査」では、国民のエネルギー及び25栄養素の摂取状況が発表されていますが、カルシウムの平均摂取量は、年齢階級別男性、女性ともに全体で550㎎と、平均栄養所要量（600㎎）を下回っているという結果になりました。とくに女性の20・30・40歳代の摂取量は、平均で460・480・490㎎であり、もっとも重点的な補充が必要な年代にも関わらず、長期において必要所要量を満たしていないことがわかります。これは、学校生活が終了し社会の中心で活躍している人たちの食生活内容（学校給食の管理から離れるなど）の変化によるもので、高齢化社会を迎えた日本人の栄養摂取状況の問題点と考えられるでしょう。

21世紀の日本人の平均年齢が世界一長寿となり、ますます原発性骨粗しょう症（疾患を原因とした二次性骨粗しょう症以外）の予防が必要となります。しかし、発症の危険因子とされる、若年期・閉経後の女性・高齢期における不適切な栄養摂取と運動量の減少がますます深刻になっています。このことは、社会生活における「個人の生活ＱＯＬ（生活の質）」の向上を目標としている将来への問題を提起しているのではないでしょうか。
骨粗しょう症を発症すると、それによりいろいろな障害が起こってきます。例えば食事の準備、入浴、階段の昇降、外出など日常生活が困難となり、著しくQOLが阻害されるでしょう。そしてこれらの障害が気分や気持ちに影響し、加齢とともに〝うつ状態〟に陥るという調査もあり、骨粗しょう症QOL評価領域としては次の指標があるとされます。
(1) 身体面…これは疼痛、身体体型、姿勢の点から
(2) 機能面…機能としては日常生活活動の程度から
(3) 社会面…対象者の社会活動や家族支援などの面から
(4) 心理面…骨粗しょう症に対する不安、転倒による骨折の恐怖心などの面から
これらQOL評価を骨粗しょう症予防の目標として、読者のみなさんが骨粗しょう症予防の基本であるカルシウムの摂取及び、生活習慣全体の見直しをされる際に、本書がお役に立てれば幸いであります。

2003年6月　監修　白石弘美

STAFF

レシピ作成　白石 弘美
（管理栄養士）

文　野口 久美子

カバー立体制作　きのしたあや（ぴのきお工房）

カバー撮影　りゅうた（ぴのきお工房）

本文イラスト　本波 昭子

装丁・本文デザイン　清原 一隆　同文書院デザイン室

編集担当　篠原 要子

Contents

骨粗しょう症の予防と改善に役立つ食べ物

第二章
骨粗しょう症の予防と改善に効果的な食事とは？

第三章
骨粗しょう症を予防・改善する食べ物

第一章

骨粗しょう症ってどんな病気？

骨の役割としくみ

骨はカルシウムの貯蔵庫

人間の体には206個の骨があり、骨は主に二つの大切な役割を果たしています。一つめは、体を支え、内臓を保護すること。筋肉、血管、神経などの柔らかい組織を支えて姿勢を保ち、脳や内臓を囲んで守ります。二つめはカルシウムを蓄えること。体内のカルシウムのおよそ99%は骨に貯蔵され、必要に応じて骨から溶け出して体の各部へと運ばれているのです。

骨は硬い石のような組織だと思われがちですが、実際は柔軟性のあるたんぱく質の一種（コラーゲン）に、硬い骨塩（主にリン酸カルシウム）が沈着してできています。骨のいちばん外側は「骨膜」という薄い膜で覆われており、骨膜のすぐ内側には「皮質骨（緻密質）」という硬くて緻密な骨があります。そしてさらにその内側に「海綿骨」という柔らかいスポンジのような構造の骨があります。腕や足など大きな力がかかる部分の骨は皮質骨、背骨など柔軟性が必要な部分の骨は海綿骨の割合が多くなっています。カルシウムを貯蔵する働きをしているのは、海綿骨の部分です。

骨は毎日生まれかわっている

骨の成長には、長さが増す「増長」と、太さが増す「増厚」があります。増長は20歳頃までで止まってしまいますが、増厚は年齢に関係なく続きます。

生きている骨は新陳代謝を繰り返しており、常に古い骨と新しい骨が入れかわっています。では、骨の代謝はどのように行われているのでしょうか。

骨の生まれかわりには、「骨芽細胞」と「破骨細胞」が関わっています。骨芽細胞は、骨の表面にコラーゲンを分泌してカルシウムを沈着させ、新しい骨をつくります（骨形成）。破骨細胞は骨のカルシウムやコラーゲンを溶かし、古い骨を壊していきます（骨吸収）。健康な人の場合、骨形成と骨吸収のバランスが保たれ、強くしなやかな骨を維持していくことができます。しかし、何らかの原因で骨形成の働きの方が弱くなってしまうと、少しずつ骨がもろくなっていくのです。

骨粗しょう症とは？

骨量が減り、骨がもろくなる病気

「骨粗しょう症」とは、骨にすが入って組織がスカスカになり、骨折を起こしたり、起こしやすくなったりしている状態のことをいいます。

骨の強さを調べるには「骨量（骨塩量）」や「骨密度」の数値が使われます。骨量とは骨に含まれるミネラルの量のことで、これにはカルシウムとリンのほか、少量のマグネシウムやナトリウムも含まれています。骨量が骨全体のミネラルの量を表すのに対し、単位容積あたりの量を示すのが骨密度です。日本では、成人（20～44歳）の平均骨量である「若年成人平均値」を１００とした場合、骨量が70％未満の状態を「骨粗しょう症」、70～80％の状態を「骨量減少」と定義しています。

骨量は10歳代後半から20歳代前半で最大になった後、徐々に減少していきます。とくに女性の場合、閉経後、急に骨量が減ることが多いため、50歳代で約10～20％、60歳代で40～50％もの人が骨粗しょう症を発症しているといわれています。

症状が進むまで自覚症状はない

骨粗しょう症は静かに進行する病気で、骨量が減少してもとくに自覚症状はありません。しかし、そのまま放置すると背骨がつぶれて変形し、背中や腰が痛む、背中が丸くなる、身長が縮むなどの症状が現れ、ちょっとしたことで骨折するようになります。高齢者の場合、骨折がきっかけとなって寝たきりになるケースも多く見られるので、十分な注意が必要です。

骨量の変化

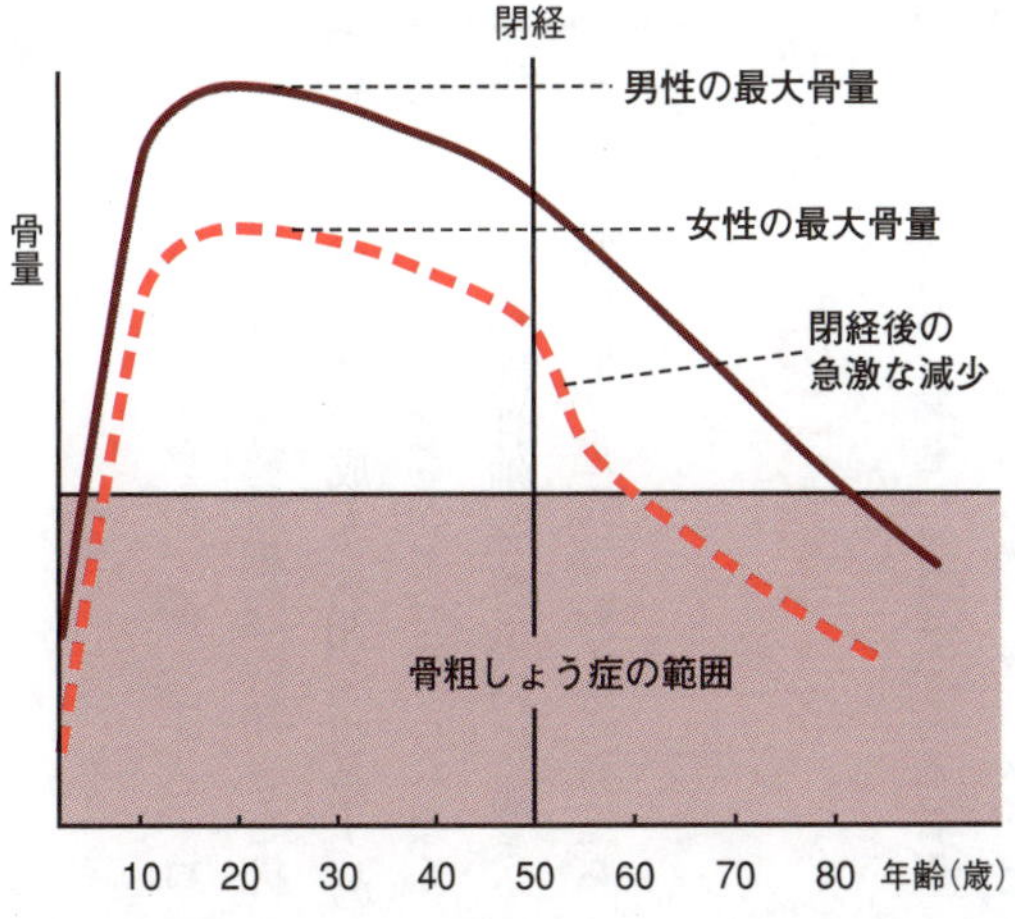

骨粗しょう症が女性に多いわけ

閉経後の女性に多い理由

骨粗しょう症は女性に多い病気ですが、その理由は二つあります。一つめは、男性と女性の骨量に差があること。女性は男性より骨格が小さいため、骨に蓄えられるミネラルの量も少なくなります。成人男女で比較すると、女性の骨量は平均して男性より1～2割低くなっています。

二つめは、女性ホルモンとの関係で、閉経後、女性の骨量が急激に減少する確率が高いこと。女性ホルモンの一種「エストロゲン」には、骨を壊す破骨細胞の働きを抑制する作用があります。しかし、エストロゲンは閉経とともにほとんど分泌されなくなります。そのため破骨細胞が過剰に働き、古い骨を壊す骨吸収が進んでいくと考えられています。

骨粗しょう症の二つのタイプ

健康な人の場合、新しい骨をつくる骨形成と、古い骨を壊す骨吸収のバランスがと

「高回転型と低回転型」による加齢と骨代謝の変化

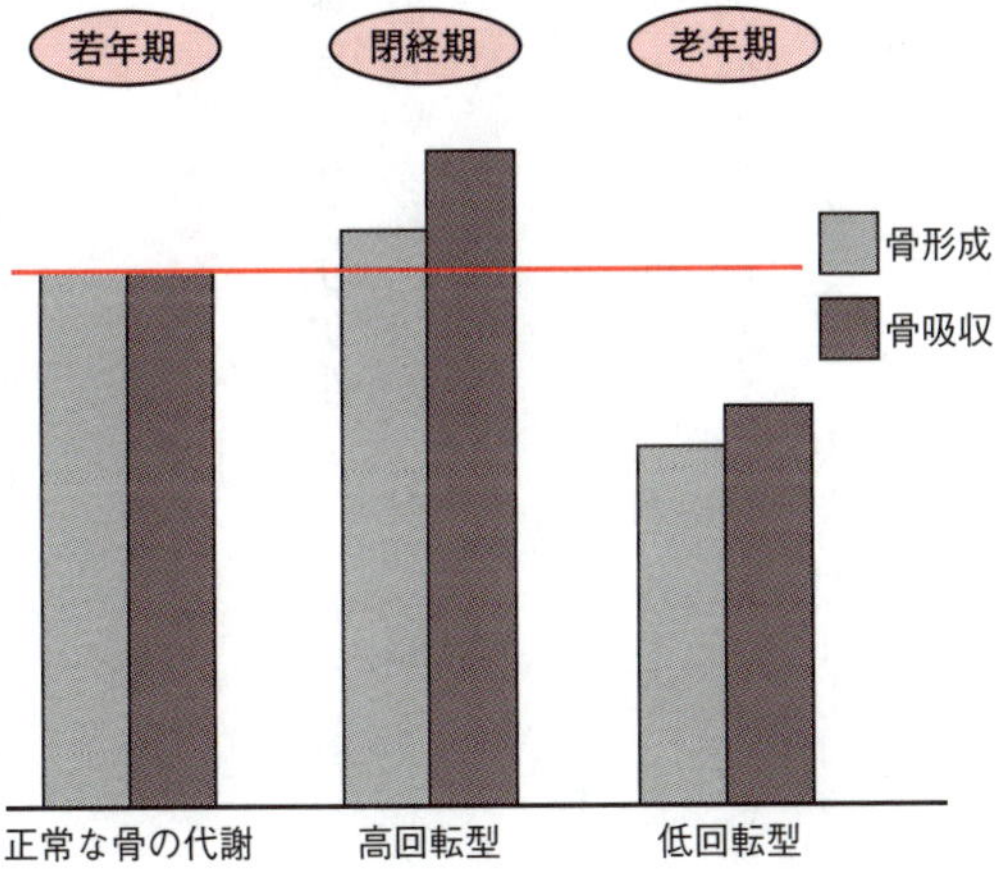

れているため、骨の新陳代謝が効率よく行われています。骨粗しょう症は、骨吸収が骨形成を上回ったために骨がスカスカになってしまう病気ですが、骨吸収と骨形成のバランスの崩れ方によって二つのタイプに分けられます。

一つめは、骨形成は正常に行われているのに、骨吸収の働きが強まってしまうもの。「高回転型」といわれ、閉経後の女性に多く見られます。二つめは骨形成、骨吸収がともに低下し、とくに骨形成が弱まってしまうもの。「低回転型」といわれ、新陳代謝が低下する高齢者に多いタイプです。

骨粗しょう症になりやすい人

女性ホルモン、加齢との関係

①女性ホルモンの減少

閉経後の女性のほか、月経不順の人も要注意。月経不順は女性ホルモンのバランスが崩れるために起こる症状の一つで、長期間続くと骨量の低下につながります。また、卵巣の摘出をした人もエストロゲン（女性ホルモン）が欠乏し、骨量が低下します。

②加齢の影響

加齢とともに内臓の働きが衰えるため、カルシウムの吸収率が落ちたり、体内でカルシウム吸収に必要なビタミンDを合成する力が低下したりします。

生活習慣との関係

①カルシウム不足

カルシウムは日本人に不足しがちな栄養素です。骨粗しょう症を防ぐには、1日に800㎎の摂取が理想とされていますが、日本人の平均摂取量は550㎎程度。外食が多い人などは、とくに注意が必要です。

②無理なダイエット

食事制限によるダイエットは、カルシウム不足や女性ホルモンの減少の原因となります。成長期に無理なダイエットをした人は骨量が十分に増えず、骨が弱くなっていることもあります。

③やせ過ぎている

極端なやせ型の人は、食が細いため、カルシウムなど必要な栄養素が不足していることがあります。

④運動不足

骨を強くするには、運動によって骨に適度な刺激を与えることも大切。また、運動不足で筋力が低下していると、ちょっとしたことで骨折しやすくなります。

⑤日光に当たることが少ない

カルシウムの吸収に不可欠なビタミンDは、食物からとるほか、日光（紫外線）を浴びることによって皮膚でも合成されています。日光に当たる時間が短いと、ビタミンDが不足してカルシウムを十分に吸収できなくなります。

⑥喫煙

エストロゲンの働きを妨げたり、胃腸の働きを悪くしてカルシウムの吸収を低下させたりします。

骨粗しょう症の原因となる病気

病気が原因になることも

骨粗しょう症の多くは加齢や閉経、生活習慣などのために起こり、「原発性骨粗しょう症」といわれます。これに対して特定の病気や投薬などが原因で発症するものを「続発性骨粗しょう症」といいます。

骨粗しょう症を引き起こす主な病気

①糖尿病

食事制限などによりカルシウムが不足しやすくなるほか、高血糖が骨の正常な新陳代謝を妨げて骨を弱くしていると考えられます。また、症状が進むと視力や運動機能が低下して転倒しやすくなり、骨折の危険性も高くなります。

②甲状腺機能亢進症（バセドウ病など）

甲状腺ホルモンが過剰になると骨を壊す骨吸収が進むため、骨量が低下します。ただし、甲状腺機能が回復すれば骨量の減少も改善されるようです。

③慢性関節リウマチ

関節に炎症を起こす物質には、骨を壊す破骨細胞を活性化させる働きもあるため、炎症が起こった関節の周りの骨量が低下します。症状が進むと痛みのために体を動かしにくくなり、骨量の低下が全身に及びます。また、この病気の治療に使われるステロイド剤には、腸からのカルシウム吸収を抑える副作用があります。個人差はありますが、骨をつくる骨形成を低下させ、骨吸収の働きを高めることもあります。

④性腺機能の低下

閉経以前の女性でも、性腺機能が低下してエストロゲン（女性ホルモン）が減少すると、骨粗しょう症を発症することがあります。性腺機能低下の原因としては下垂体の病気や神経性食思不振症、卵巣の摘出、無月経、長期にわたる月経不順などが挙げられます。

⑤腎臓、肝臓、胃腸の機能低下

腎臓や肝臓の機能が低下すると栄養を十分に吸収することができなくなり、カルシウム不足になりがちです。また、胃の手術をした場合も、胃液の不足によってカルシウムやビタミンDの吸収が悪くなり、骨量の低下が見られます。

骨粗しょう症の診断

骨粗しょう症の診断法

骨粗しょう症の診断は、X線や骨量測定によって行われます。初めて検査を受けるなら、正確な診断を得るためX線と骨量測定の両方を行うとよいでしょう。これらの検査は、病院の整形外科や婦人科のほか、市町村の保健センターなどでも受けることができます。また、尿や血液から骨の新陳代謝の状態や将来の骨量の変化を調べる「骨代謝マーカー」による診断法もあります。

X線写真による診断

背骨のX線写真から、骨の状態を調べます。背骨の変形や圧迫骨折が見られる場合のほか、海綿骨（骨の内側にあるスポンジ状の柔らかい組織）を支える骨梁が目立ってきたり、粗く少なくなってきたりしていると、骨粗しょう症と診断されます。

骨量の測定

骨量（骨塩量）の測定は、原則として背

骨（腰椎）で行いますが、手首や人さし指の付け根、足の付け根、かかとなどの骨で測定することもあります。測定方法にはいくつかの種類がありますが、どれも痛みはなく、短時間で検査することができます。

骨量を測定すると、骨量値が「%」で示されます。これは成人（20～44歳）の平均骨量である「若年成人平均値（YAM）」を100とした場合、現在の骨量がどのぐらいにあたるかを表す数字です。日本では骨量値80%以上を正常、70～80%を骨量減少、70%未満を骨粗しょう症と定義しています。

原発性骨粗しょう症の診断基準　2000年度改訂版

I. 脆弱性骨折あり

低骨量（YAM の80%未満、あるいは脊椎 X 線像で骨粗しょう化がある場合）が原因で、軽微な外力によって発生した非外傷性骨折、骨折部位は脊椎、大腿骨頸部、橈骨遠位端など

II. 脆弱性骨折なし

	骨密度値（注1）	脊椎 X 線像での骨粗しょう化（注2）
正常	YAM の80%以上	なし
骨量減少	YAM の70%以上～80%未満	疑いあり
骨粗しょう症	YAM の70%未満	あり

YAM：若年成人平均値（20～44歳）

（注1）骨密度は原則として腰椎骨密度とする。ただし、高齢者において、脊椎変形などのために腰椎骨密度の測定が適当でないと判断される場合には大腿骨頸部骨密度とする。これらの測定が困難な場合は橈骨、第二中手骨、踵骨の骨密度を用いる。
（注2）脊椎 X 線像での骨粗しょう化の評価は、従来の骨萎縮度判定基準を参考にして行う。

主な骨量の測定方法

①ＤＸＡ法

骨にX線を当て、そのデータを解析して骨量を測定します。精度も高く、背骨、大腿骨、手首の骨など体のほとんどの部分の骨量を測ることができます。心配されるX線の被曝量は、一般のレントゲン撮影の20分の1程度です。

②ＭＤ法

人さし指の付け根の骨のX線写真を解析して骨量を測定します。集団検診などでもよく行われますが、測定部が指の骨であるため、骨粗しょう症で骨折が起こりやすい背骨などとの関連が薄く、精度もDXA法より劣ります。

③ｐＱＣＴ法

専用の小型X線CT装置で手首の骨などのコンピュータ断層写真を撮影し、骨量を測定します。精度も高く、海綿骨、皮質骨の骨量をそれぞれ調べることができます。

④超音波法

超音波が骨の中を伝わる速度から、骨量や骨の強さを測定します。精度はあまり高くありませんが、X線を使わないので、妊婦や子どもも安心です。

ＤＸＡ法

台の上に仰向けになり、微量のＸ線で体の各部を測定する

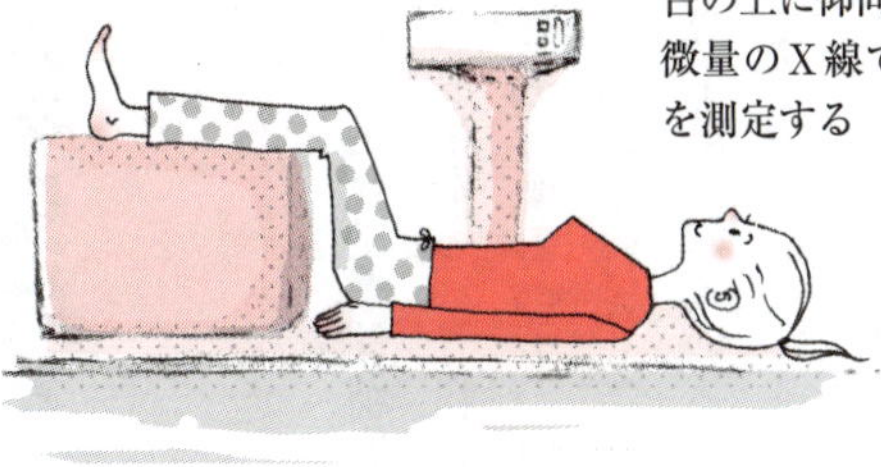

ＭＤ法

両手の手首から先をＸ線撮影し、コンピューターの画像の濃淡から骨量を測定する

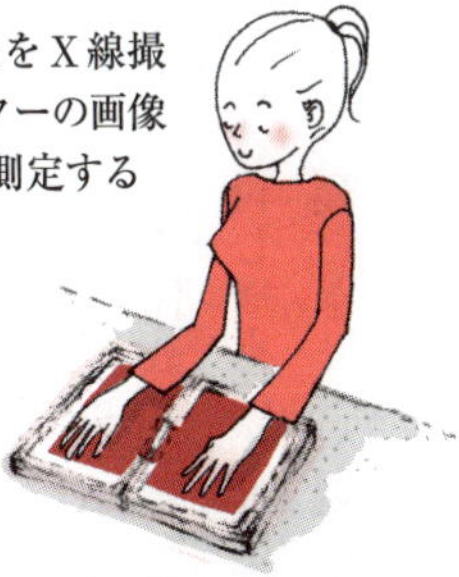

ｐＱＣＴ法

ＣＴ装置を使い、手首の骨の断層写真から骨量を測定する

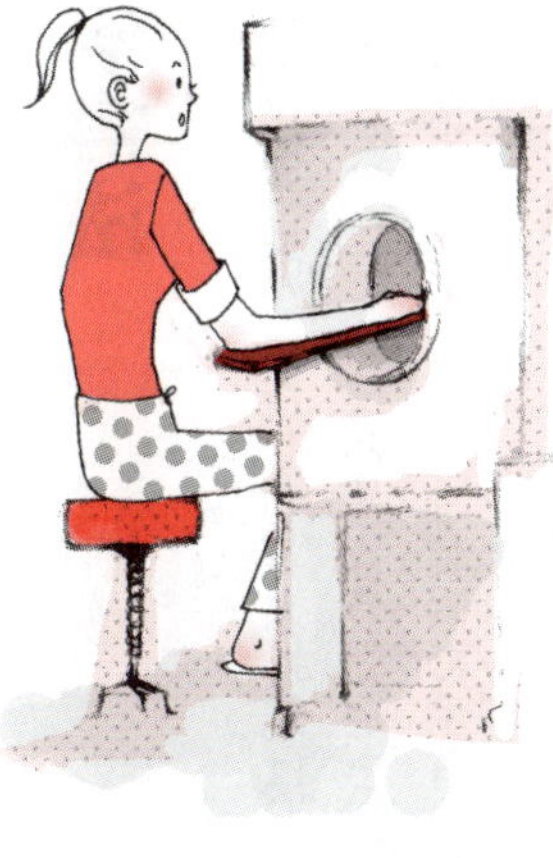

超音波法

素足になって装置にかかとをのせて測定する

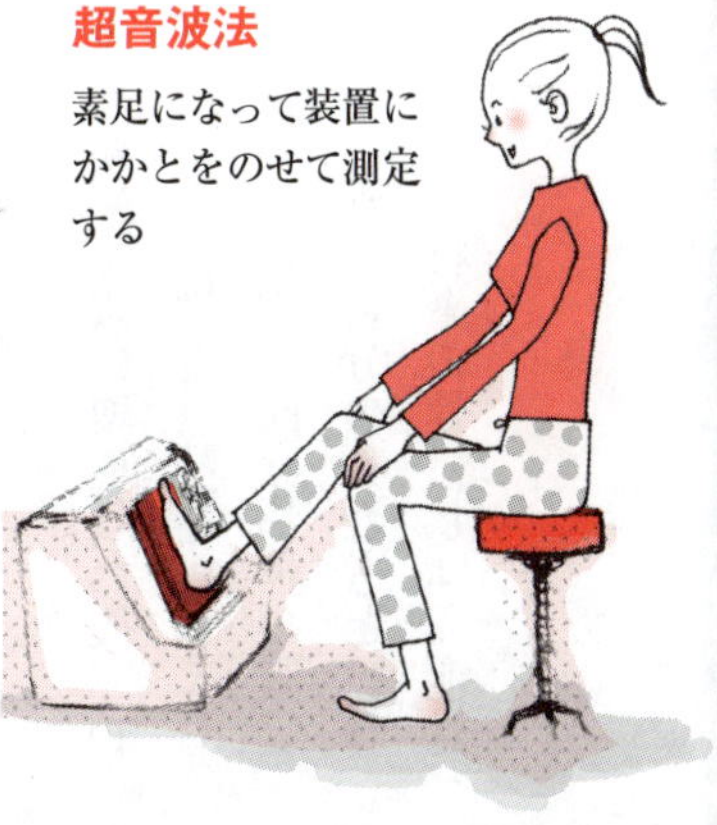

検査を受けるタイミングと治療法

閉経後は年に一度の測定を

女性の場合、骨量が急激に低下するのは40歳代後半から。骨粗しょう症は自覚症状なしに進行するので、閉経後は年に1回、骨量の測定を行うとよいでしょう。年に3％以上減少しているときは医師の診察を受けます。

男性の場合は、女性のように急激に骨量が低下することはありません。骨粗しょう症の原因となる病気があったり、寝たきりの生活が長かったりする人以外は、70歳代から2年に1回ほど骨量の測定を行えば十分です。

自分の最大骨量を知っておく

骨量は、成長期に急激に増加した後、40歳代後半くらいまではあまり変化しません。できればこの間に、1回は骨量の測定をしておきましょう。自分のもともとの骨量を知っておくと、将来の骨粗しょう症対策に役立ちます。

治療法1・食事療法

骨粗しょう症の予防や発症後の骨量の維持には、カルシウムをとることが第一。カルシウムの吸収を助けるビタミンDやマグネシウム、たんぱく質なども積極的にとるようにします。

治療法2・理学療法

①運動療法

年齢や症状に合わせて適度な運動をすることで骨に刺激を与え、骨量を増やします。また、運動することで筋肉や関節が柔軟になり、転倒による骨折を予防する効果も期待できます。

②物理療法

マッサージ、温熱療法、電気療法などで、慢性的な痛みをやわらげます。

③装具による骨折の予防

疾患や加齢などにより運動機能が著しく低下した場合は、転倒した時の衝撃による骨折を防ぐため、プロテクターなどを装着します。

治療法3・薬物療法

①カルシウム剤

骨量の維持・増加に欠かせないカルシウムを補います。

②活性型ビタミンD_3剤

腸内でのカルシウムの吸収を助け、骨の新陳代謝を活発にします。

③ビタミンK_2剤

骨を壊す骨吸収を抑え、骨をつくる骨形成を促進します。

④エストロゲン剤

主に閉経後の女性に処方されます。減少した女性ホルモン（エストロゲン）を補い、骨を壊す破骨細胞の働きを抑制して骨吸収が進むのを防ぎます。乳がんなどの発生率が高まるという報告もあり、予防のためにプロゲステロンを併用することが多いようです。服用の際は、定期的な乳がん検診も必要です。

⑤カルシトニン剤

ホルモン剤の一種で、筋肉注射で用いられます。骨吸収を抑制し、背中や腰などの痛みをやわらげます。

⑥イプリフラボン剤

女性ホルモンに似た働きがあり、骨吸収を抑制します。

⑦ビスフォスフォネート剤

骨吸収を強力に抑制します。

骨の健康チェック

次の項目について、「はい」「いいえ」で答えてください。「はい」の数で、あなたの骨の健康度がわかります。

体に関するチェック

1 45歳以上の女性である。または65歳以上の男性である
2 最近、身長が2〜3cm縮んだようである
3 室内でもたまに転ぶことがある
4 最近3〜6ヶ月間に、病気などで入院していた時期がある
5 過去に骨折やねんざをしたことがある
6 背中や腰が痛いことがあり、動く時に不自由を感じる

生活習慣に関するチェック

7 あまり外出しなくなり、旅行などに出かける機会も減った
8 散歩や運動など体を動かすことが少なくなった
9 食事の準備や家事などを自分ではあまりやらない
10 朝の目覚めや寝つきが悪い。または寝つきがよくても夜中に目が覚めてしまう
11 現在ダイエットをしている。またはこれまでにダイエットをした経験がある
12 タバコを1日10本以上吸う

食事に関するチェック

13 食事は好きなものに偏っていると感じる
14 牛乳など乳製品を、あまり意識してとっていない
15 小魚、海藻類を、あまり意識してとっていない
16 自宅で食事をとることが少なく、昼食以外でも1週間に2回以上外食する
17 毎日の食事で野菜不足を感じている
18 魚介類より肉類が好きで、主菜は肉類が多い
19 お酒が好きで、週3〜4回、ビール2本くらいは飲む
20 不足していると感じる栄養素は、サプリメントで補給している

「はい」の合計数　　　個

あなたの骨の健康度診断

前ページの項目で、「はい」の数はいくつありましたか？

◎「はい」が2個以下◎

現時点であなたの骨は健康と考えてよいでしょう。このまま今の生活を続けましょう。

◎「はい」が5個以下◎

今のところ大丈夫。加齢とともにリスクは増えますのでひき続き食事や運動に気を配りましょう。

◎「はい」が6～9個の人◎

骨粗しょう症になる危険あり。食生活や日常の活動を点検してリスクを減らしましょう。

◎「はい」が10個以上の人◎

要注意。骨粗しょう症の可能性があります。すぐにも検査をおすすめします。

[注意]
このセルフチェックの「はい」の数が少ないからといって、骨粗しょう症にならないとはいえません。心配な方は、必ず医療機関や健康診断で骨量の測定をして、自己管理を心がけてください。

（作成…監修　白石弘美）

第二章

骨粗しょう症の予防と改善に効果的な食事とは？

丈夫な骨づくりのためにとりたい栄養素

カルシウム

骨粗しょう症を予防・改善するためには、カルシウムを十分にとることがポイントになります。カルシウムの99％は骨や歯に蓄えられており、「貯蔵カルシウム」と呼ばれます。血液や筋肉に存在する残りの1％は「機能カルシウム」と呼ばれ、筋肉の収縮、神経細胞の刺激の伝達、血液の凝固など生命の維持に欠かせない役割を果たしています。

機能カルシウムは血液から細胞へ運ばれますが、生理的な機能を正常に働かせるためには、血液や細胞中のカルシウム濃度が常に一定に保たれている必要があります。万が一、カルシウム濃度が下がると、脳の働きの低下や筋肉の痙攣、心臓の停止など、重大な事態が起こりかねません。そのため人間の体には、血液中のカルシウム濃度が少しでも下がると、貯蔵カルシウムを取り出して利用するシステムが備わっています。貯蔵カルシウムを取り出す時には骨を壊す破骨細胞の働きが活発になり、骨吸収が進みます。つまりカルシウム不足の状態が続くと骨に蓄えられたカルシウムが失われるため、骨粗しょう症が起こりやすくなるのです。

マグネシウム

カルシウムやリンとともに骨をつくるマグネシウムは、約70%が骨や歯、それ以外は筋肉や神経、脳などに存在しています。筋肉などに含まれるマグネシウムが不足すると、骨に蓄えられたマグネシウムが取り出されますが、その時、マグネシウムの約5倍の量のカルシウムも一緒に溶け出してしまいます。そのため、骨粗しょう症の予防には、マグネシウムを十分に摂取することも大切です。

カルシウムとマグネシウムは、2対1のバランスで摂取するのが理想的だといわれています。これらのミネラルは現代人には不足しがちな栄養素であり、過剰にとっても尿として排泄されてしまうので、毎日の食事からきちんととることが大切です。ストレスや過食などによって尿中の排泄量が増えてしまうこともあるので、生活習慣への注意も必要です。

カルシウムの上手なとり方

日本人に不足している栄養素

ミネラル（無機質）の一種であるカルシウムは、体内ではつくられないため、必要量のすべてを食物などからとらなければなりません。成人女性の一日の推定平均必要量は５００〜５５０㎎とされていますが、骨粗しょう症を予防するためには、１日あたり８００㎎の摂取を目安にするとよいでしょう。

現在の日本人には、カルシウムの摂取量が不足しています。原因としては、日本の伝統的な食事に乳製品が少ないことや、日本の水がカルシウム含有率の低い軟水であることなどが考えられます。さらに若い世代での摂取量の不足は、ダイエットや外食の多さとも関係していると思われます。骨が成長する時期のカルシウム不足は、将来の骨粗しょう症の原因になります。若い頃からいろいろな食品をバランスよく食べることを心がけ、カルシウムを十分にとれる食習慣を身につけましょう。

日本人のカルシウム摂取量（1日あたり平均）

厚生労働省「平成20年　国民健康・栄養調査」より

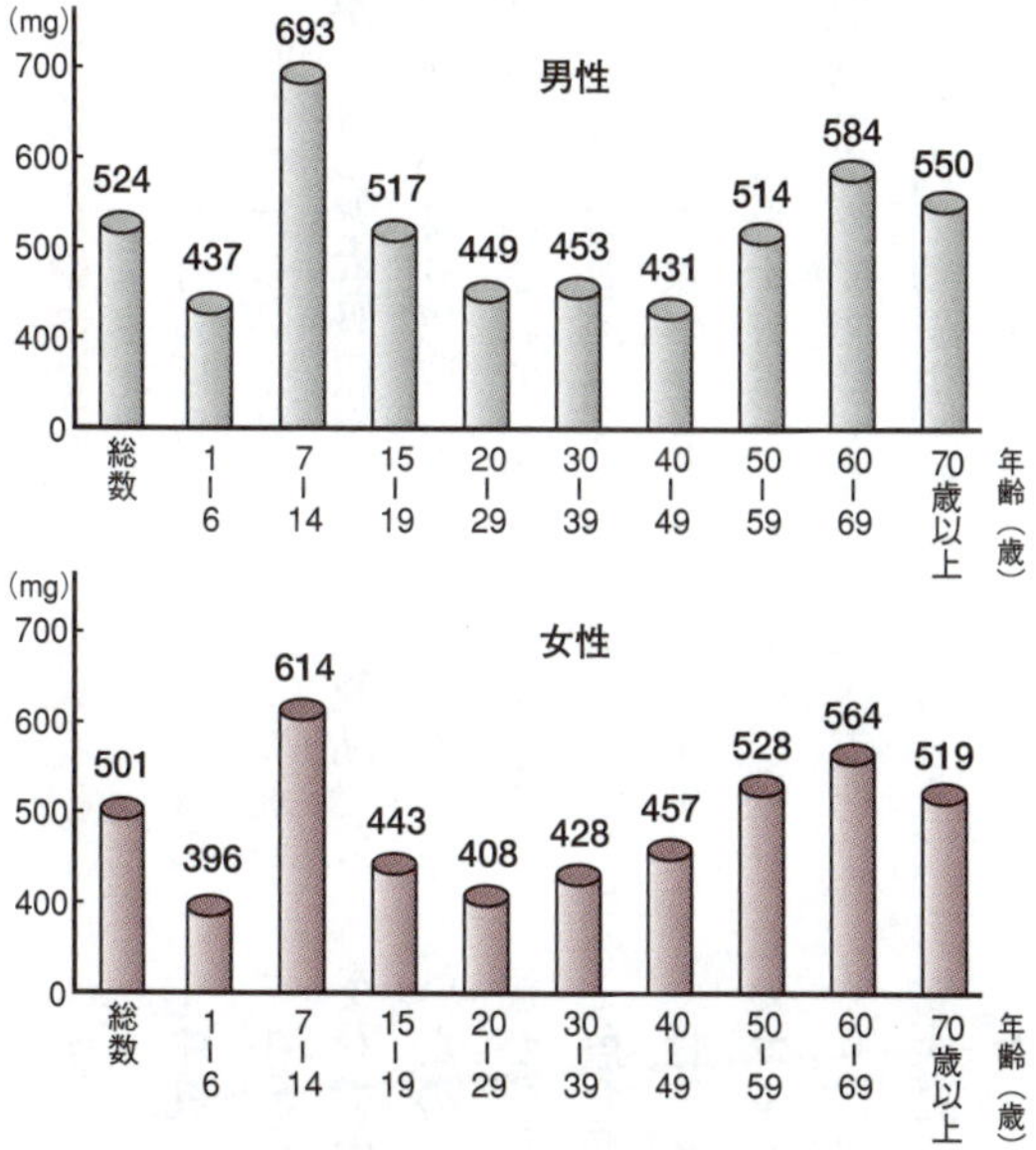

1日あたりのカルシウム推定平均必要量

厚生労働省「日本人の食事摂取基準 2010年版」より

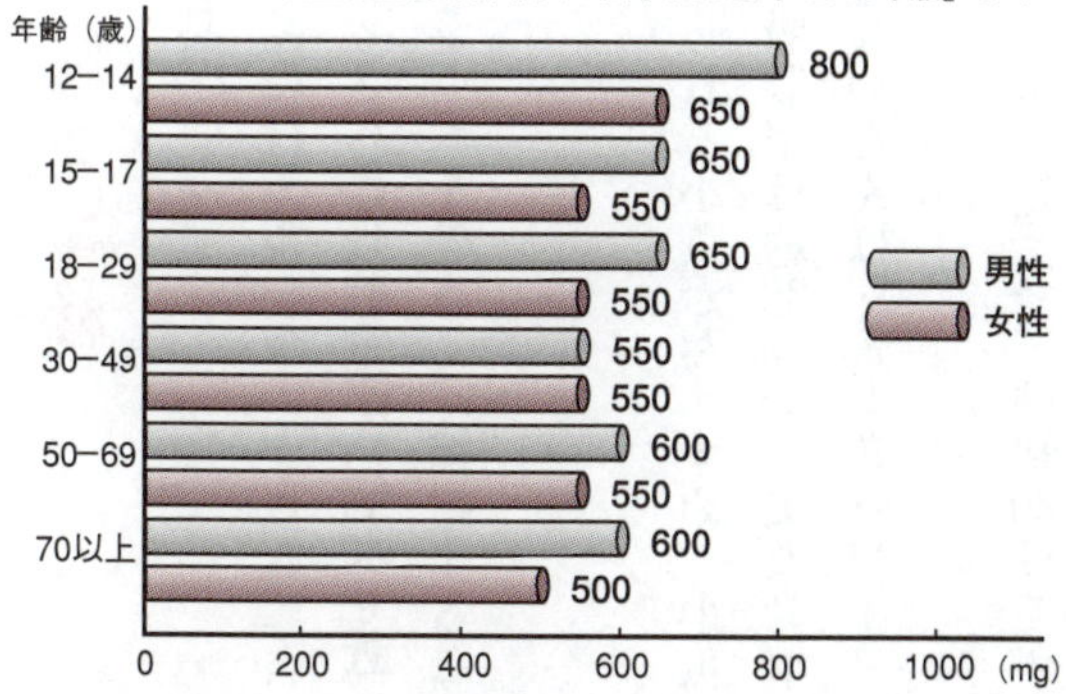

カルシウムは体に吸収されにくい

カルシウムは体に吸収されにくい栄養素です。吸収率は食品や食べ方によって違いますが、もっとも吸収率のよい乳製品でも50%前後。つまり摂取したカルシウムの半分は体外に排出されてしまうのです。また、高齢になると胃腸の働きが弱くなるため、カルシウムの吸収率がさらに低下します。

カルシウムを十分にとるためには、毎日の摂取量を増やすだけでなく、食べ方を工夫して、体内で効率よく吸収されるようにすることが大切です。

カルシウムの多い食材

①**牛乳・乳製品**

牛乳や乳製品にはカルシウムが豊富に含まれています。さらに吸収率が約50%と高いため、カルシウムを効率よく補給することができます。

②**魚介類**

骨ごと食べられる小魚がおすすめ。小魚のカルシウム吸収率は約30%で丈夫な骨づくりに欠かせないたんぱく質も豊富です。

③**大豆**

大豆のカルシウム吸収率は約20%です

が、豆腐、納豆などさまざまな形で食べることができるので、毎日の食事に取り入れやすい食材です。

④**野菜**

小松菜などの青菜類にカルシウムが豊富です。カルシウム吸収率は約20％。カルシウムは加熱しても失われないので、炒めたりゆでたりしてたっぷり食べましょう。

⑤**海藻類**

ひじき、わかめ、昆布などの海藻類も積極的に食べましょう。乾燥させたものでも、生のものでもＯＫ。カルシウム吸収率は約20％です。

食品中のカルシウム含有量

牛乳（200mℓ）	220mg
ヨーグルト（100g）	120mg
丸干しいわし（中１尾／20g）	88mg
木綿豆腐（150g）	180mg
納豆（50g）	45mg
小松菜（100g）	170mg
青梗菜（100g）	100mg
乾燥ひじき（10g）	140mg

カルシウムの吸収を助けるもの

ビタミンD

ビタミンDは、カルシウムの吸収に欠かせない栄養素。ビタミンDには、D_2とD_3の2種類があります。D_2とD_3はそれぞれ小腸で吸収された後、肝臓と腎臓で酵素の作用を受けて「活性型ビタミンD」というホルモンに変わり、腸で行われるカルシウムの吸収を高める働きをしています。

ビタミンDはいわしやかつおといった魚介類や干ししいたけなどに多く含まれています。またD_3は紫外線を浴びると皮膚で合成されるため、適度に日光に当たることも大切です。

たんぱく質

たんぱく質は約20種のアミノ酸が結合してできています。アミノ酸の組み合わせや含有量によってたんぱく質の性質もさまざま。骨を形成する栄養素のコラーゲンもたんぱく質の一種です。

動物の骨や皮などに含まれているコラー

ゲンには、骨にカルシウムが定着するのを助け、骨を強くする働きがあります。ただしコラーゲンを含む食品を食べたからといって、体内でコラーゲンができるとは限りません。たんぱく質は体内でアミノ酸に分解された後、各種のたんぱく質の合成に使われるため、コラーゲンとして再利用されるのはごく一部なのです。コラーゲンの減少を防ぐには、良質のたんぱく質をしっかりとることが有効です。

ビタミンK

ビタミンKには、骨吸収を抑制するほか骨形成を促進するオステオカルシンというたんぱく質の働きを活発にする作用があります。K_1とK_2の2種類があり、K_1は緑黄色野菜、K_2は納豆などの発酵食品に多く含まれています。

イソフラボン

イソフラボンは大豆などに含まれている成分です。女性ホルモンの一種・エストロゲンに似た作用を持っており、ホルモンバランスを整えて骨吸収を抑えるといわれています。閉経後の女性は、意識してとりたい栄養素です。

カルシウムの吸収を妨げるもの

リン

リンはカルシウムと結合してリン酸カルシウムをつくり、骨や歯の主成分となる大切なミネラルです。しかし、多くの食品に含まれているので日常の食事から十分にとれるのに加え、加工食品の添加物として多用されているため、むしろ、過剰摂取が問題になっています。

リンとカルシウムは1対1の割合でとるのが理想とされています。リンをとり過ぎるとカルシウムの吸収率が下がって骨を壊す骨吸収が進み、カルシウムの尿中への排泄量も増えてしまいます。リンを添加していることの多いインスタント食品、スナック菓子、清涼飲料水などをとり過ぎないよう、ふだんから十分に注意しましょう。

ナトリウム（塩分）

主に食塩から摂取しているナトリウムは、体の水分調節や筋肉の収縮など、生理機能の維持に欠かせない働きをするミネラルです。しかし、とり過ぎるとカルシウムの尿中への排泄量を増やし、骨をもろくする原因となってしまいます。日本では成人女性の食塩摂取目標量は1日7・5g未満とされていますが、国際的には6～8gまでと考えられています。骨の健康のためにも、塩分を控えることを心がけましょう。

そのほか

ほうれんそうに含まれるシュウ酸、豆類や穀類に含まれるフィチン酸、食物繊維なども、とり過ぎるとカルシウムの吸収率を低下させます。ただし、どれも体には適量必要なものなので、カルシウムが豊富な食材と組み合わせて食べるなどの工夫をしましょう。

また、たんぱく質のとり方にも注意が必要。適量のたんぱく質はカルシウムの吸収を助けて骨を丈夫にしますが、過剰にとると、カルシウムの尿中への排泄量が増えてしまいます。

ただし高齢者や一人暮らしの場合は、たんぱく質のとり過ぎよりも不足が問題です。たんぱく質とカルシウムがともに豊富な魚や乳製品などを、上手にメニューに取り入れるようにしましょう。

保健機能食品の活用

保健機能食品とは

食品には三つの機能があるといわれています。一つめは生命を維持するための「栄養」、二つめは食事を楽しむ「味覚」、三つめは病気を予防・回復して健康を維持する「体調調節」です。

保健機能食品はこの三つめの機能、「体調調節」に注目したもの。食品に含まれる成分が健康の維持・増進に役立つようにつくられており、その効果が科学的に証明された食品をさします。保健機能食品には「栄養機能食品」と「特定保健用食品」の2種類があります。

栄養機能食品

栄養機能食品とは、サプリメント（栄養補助食品）のように特定の栄養成分を補給するためのもの。機能を表示できるのはビタミン類12種とミネラル類5種で、厚生労働省で決められた基準内の栄養成分が含まれています。

特定保健用食品

特定保健用食品とは、「骨の健康が気になる方の食品」といった具体的な目的に対して効果のある成分を含むもの。清涼飲料水やお菓子など一般の食品のほか、錠剤やカプセル状のものもあります。

特定保健用食品として許可されるためには、各食品が消費者庁で個別に審査を受け、安全性や有効性が認められなければなりません。特定保健用食品の許可を受けたものには、44ページの写真のようにマークが表示されています。

骨粗しょう症に役立つもの

特定保健用食品の中には、骨粗しょう症の予防・改善に役立つものもあります。利用されている成分は、吸収されやすいように設計されたカルシウム、カルシウムの吸収に役立つビタミンK_2、女性ホルモンに近い働きをするイソフラボンのほか、フラクトオリゴ糖、MBPなどです。

骨を健康に保つためには、食事や生活習慣に気を配ることが基本ですが、それでも不足しがちな栄養素がある場合は、保健機能食品を上手に利用してみましょう。

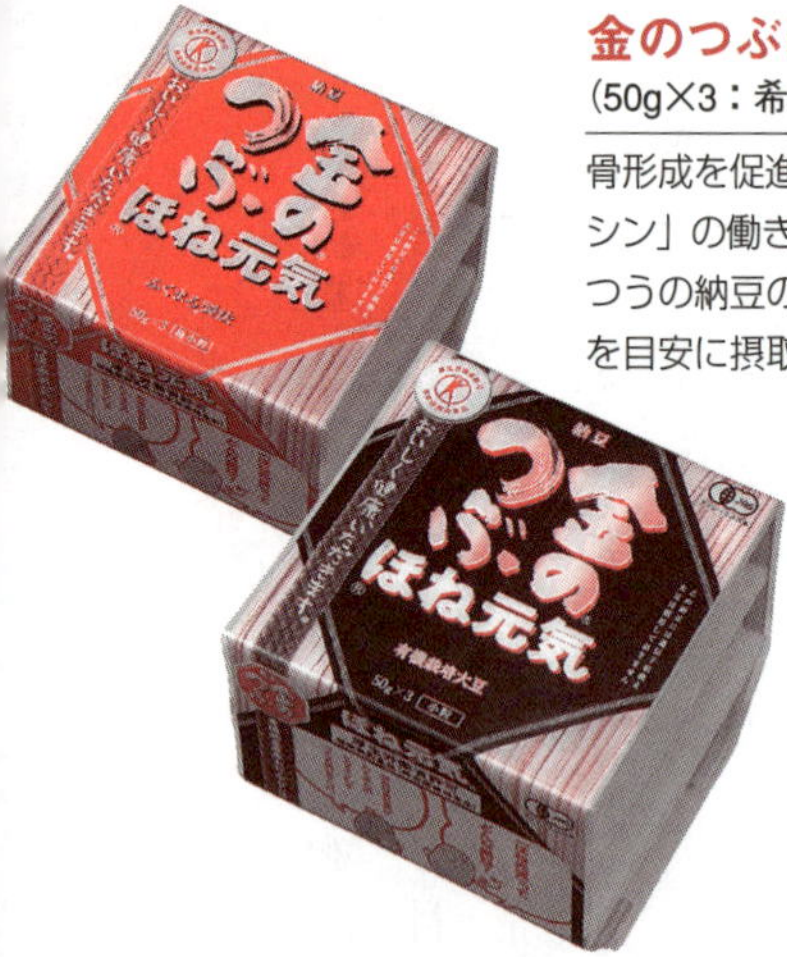

金のつぶほね元気

（50g×3：希望小売価格158円）

骨形成を促進するたんぱく質「オステオカルシン」の働きを活発にするビタミンK_2を、ふつうの納豆の1.5倍以上配合。1日1パックを目安に摂取する。

［問い合わせ先］
株式会社ミツカン
お客様相談センター
☎0120-271-164

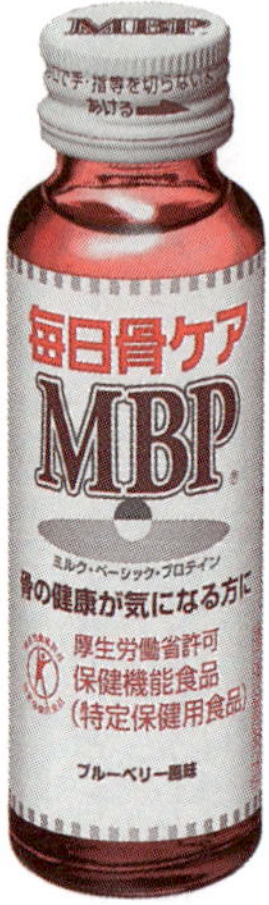

毎日骨ケアＭＢＰ

（50ml：170円）

骨吸収を抑制し、骨形成を促進する作用を持つたんぱく質「ＭＢＰ」を配合。50ml中に、普通の牛乳800ml分にあたる量のＭＢＰを含むサプリメント。

［問い合わせ先］
雪印乳業株式会社お客様センター
☎0120-369-114

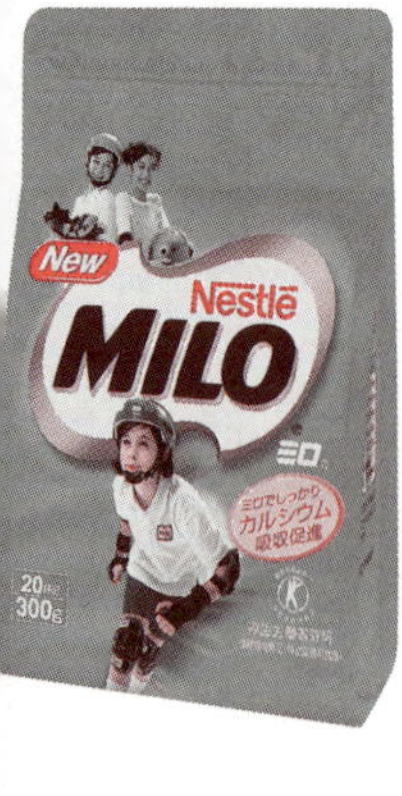

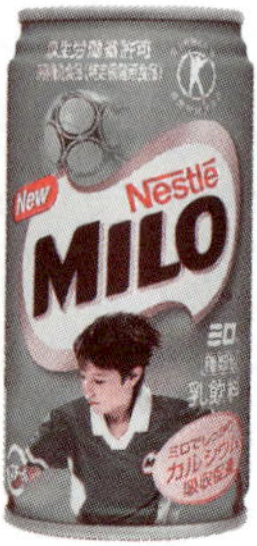

ミロ

（パウダータイプ300g、
リキッドタイプ　紙パック200ml、
リキッドタイプ　缶190g）

カルシウムがたっぷりなだけでなく、カルシウムの吸収を助け、おなかの調子を整えるフラクトオリゴ糖も入っており、さらに骨形成を活発にする。

［問い合わせ先］
ネスレ ジャパン グループお客様相談室
078-230-7056
（紙パックタイプは、日本ミルクコミュニティ株式会社お客様センター）
☎0120-335-916

※データは平成15年４月現在のものです。

第二章

骨粗しょう症を予防・改善する食べ物

吸収率の高いカルシウムがたっぷり

牛乳

☆カルシウムを効率よくとれる

牛乳は健康な骨づくりに欠かせないカルシウムとたんぱく質を豊富に含んでいます。カルシウム含有量は100gあたり110mg。さらにカルシウムの吸収率も50%と目立って高くなっています。これは、カルシウムの吸収を助けるたんぱく質や乳糖を一緒にとることができるため。成人女性の1日のカルシウム推定平均必要量は約500〜550mgなので、コップ1杯（200g）で、1日の所要量の約3分の1をとれることになります。骨粗しょう症を防ぐためには、毎日コップ1杯分ぐらいの牛乳を飲むのが理想です。

☆おなかの調子を整える効果も

牛乳に多く含まれる乳糖には、オリゴ糖や食物繊維のように善玉菌の栄養になり、腸内細菌のバランスを改善する働きがあります。牛乳を飲んでおなかを壊す人がいますが、これは腸の中で乳糖を分解する酵素が不足しているため。体質的なもので、「乳糖不耐性」といいます。この場合は、温めたものを少しずつ飲むか、そのまま飲まず、料理に使うなどの工夫をしてみましょう。牛乳の栄養成分は、加熱しても変わることはありません。

［骨粗しょう症予防に役立つ栄養素］
カルシウム、たんぱく質など
［そのほかの効能］
動脈硬化、胃潰瘍、整腸作用など

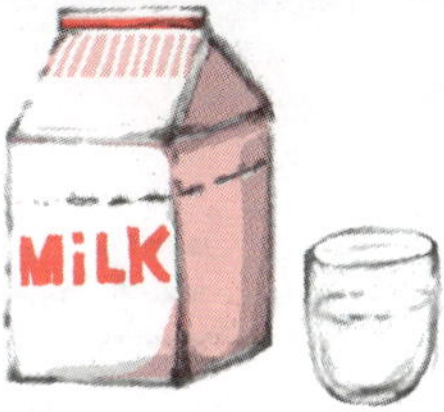

牛乳を温めた時に表面にできる膜は、たんぱく質が固まったものなので、取り除かずに食べましょう。牛乳のたんぱく質は、人間が体の中でつくることができない必須アミノ酸をバランスよく含む良質なものです。

☆乳脂肪が胃粘膜を守る

牛乳に含まれる脂質（乳脂肪）には胃粘膜をコーティングする働きがあります。お酒を飲む前に牛乳を飲むとよいといわれるのは、アルコールの刺激から胃粘膜を守り、胃潰瘍などの予防につながるためです。

また、牛乳のたんぱく質に含まれるアミノ酸の中には、沈静効果を持つものや、体内で合成されて眠りを誘う物質となるものがあります。寝つきが悪い人は、寝る前に温めた牛乳を飲んでみましょう。

豆知識

牛乳製品は大きく3タイプに分けられます。しぼった生乳をそのまま過熱殺菌したものを「牛乳」、生乳を70％以上含むものを「加工乳」、生乳を20～25％含むものを「乳飲料」といいます。

カルシウム補給＆おなかの健康のために

ヨーグルト

☆カルシウム＆たんぱく質が豊富

ヨーグルトは、牛乳を乳酸菌で発酵させたもの。原料である牛乳の栄養成分をそのまま含んでいます。カルシウム、たんぱく質が豊富でカルシウムの吸収率も高く、骨に必要な栄養を効率よくとることができます。

さらに、乳酸菌によってたんぱく質や脂肪が分解されているため、牛乳よりも消化吸収にすぐれています。牛乳を飲んだ後におなかを壊す原因となる乳糖も分解されているので、体質的に牛乳が苦手な人もヨーグルトなら食べることができます。

☆ビフィズス菌が腸の働きを整える

人間の腸の中には、約１００種類・１００兆個ともいわれる細菌が住んでいます。ヨーグルトに含まれる乳酸菌には、ビフィズス菌など体によい働きをする「善玉菌」を増やす作用があります。善玉菌の仕事は、体内で有害物質をつくり出す「悪玉菌」の増加を抑えて腸の働きを整えること。腸が健康になると便通もよくなり、食べ物の消化・吸収やビタミンB群を中心としたビタミンの合成なども促進されます。また、新陳代謝が活発になるため、老化防止や免疫力のアップにもつながります。

[骨粗しょう症予防に役立つ栄養素]
カルシウム、たんぱく質など

[そのほかの効能]
整腸、がん、動脈硬化、老化防止など

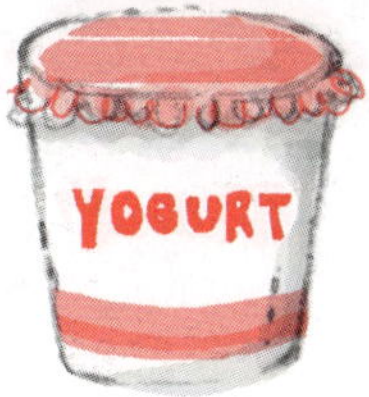

ビフィズス菌には、腸内の発がん物質を排出したり、抗がん作用のある「インターフェロン」という物質の生産を促進したりする作用も期待できます。さらに、血中コレステロール値を下げたり、血圧を正常に保ったりする働きもあるといわれています。

☆毎日食べるのが理想

食物からとったビフィズス菌などは腸の中で長生きしないことが多いので、ヨーグルトは毎日食べるのが理想。糖分のとり過ぎを避けるため、できれば砂糖などを加えずに食べましょう。すっぱさが気になって食べにくい場合は、いちごやキウイフルーツなど、ビタミンCを多く含む果物と一緒に食べるのがおすすめ。ヨーグルトにはビタミンCがほとんど含まれていないため、栄養の面からも相性のよい組み合わせといえます。

豆知識

開封したヨーグルトを保存するときは、ラップをかけて冷蔵庫へ。開閉の際の振動で「乳清」が出て味が落ちる原因になるので、冷蔵庫のドアポケットに入れるのは避けましょう。

牛乳の栄養がギュッとつまった栄養食品

チーズ

☆カルシウム含有量は牛乳の約6倍

チーズは大きくナチュラルチーズとプロセスチーズに分けることができます。ナチュラルチーズは牛や羊などの乳を乳酸菌や酵素で発酵させたもの。プロセスチーズは、ナチュラルチーズを加熱処理したものです。

含有量は種類によって異なりますが、いずれもカルシウムとたんぱく質が豊富です。たとえばプロセスチーズの場合、100gあたり630㎎のカルシウムを含んでいます。そのため、1切れ（約20g）でコップに半分強の牛乳と同じぐらいのカルシウムをとれることになります。また、たんぱく質の含有量は牛乳の約7倍にあたりますが、脂肪も少し多くなります。

☆肝臓の働きを助ける作用も

チーズに含まれるたんぱく質は消化吸収がよく、人間が体内でつくることができない必須アミノ酸もバランスよく含んでいます。また、肝臓の働きを助けるアミノ酸の一種・メチオニンの作用でアルコール分解を円滑にするので、お酒のつまみにもぴったりです。そのほかビタミンA、B群も豊富で、老化防止や美肌づくり、ドライアイなど目の不調の改善にも役立ちます。

[骨粗しょう症予防に役立つ栄養素]
カルシウム、たんぱく質など
[そのほかの効能]
美肌、目の疲れ、強肝、整腸など

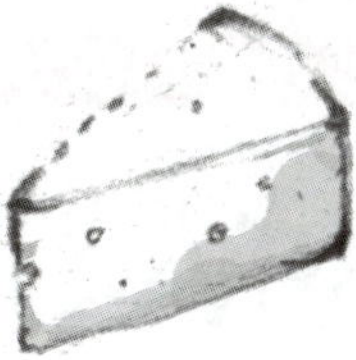

ただし、脂質も多いので食べ過ぎには注意が必要です。チーズの脂質のほとんどは、中性脂肪やコレステロールを増やす飽和脂肪酸。とり過ぎると動脈硬化などの原因にもなりかねないので、適量を上手に食べましょう。

☆整腸作用もあるナチュラルチーズ

チーズのはじまりは、昔、羊の胃袋に入れておいた牛乳が、胃の中に残っていた酵素の働きで発酵して固まったものだといわれています。プロセスチーズは、保存性を高めるために製造過程で熱を加えていますが、ナチュラルチーズは加熱処理していないため、乳酸菌や酵素が生きたまま含まれています。これらは、腸内でビフィズス菌などの善玉菌を増やして腸の働きを整えるので、便秘の予防や改善にも効果があります。

豆知識

食べかけのナチュラルチーズはラップでぴったり包み、3〜5度で保存します。フレッシュチーズ以外は、表面にカビが生えても、カビの部分を取り除けば食べることができます。

低脂肪・低カロリーでカルシウムたっぷり

スキムミルク

[骨粗しょう症予防に役立つ栄養素]
カルシウム、たんぱく質など

[そのほかの効能]
動脈硬化、糖尿病、肥満予防など

☆カルシウム含有量は牛乳の10倍

スキムミルク（脱脂粉乳）は、牛乳から脂肪分を取り除き、乾燥させて粉末にしたもの。牛乳と同じように、カルシウムがたいへん豊富です。カルシウムの吸収を助ける良質のたんぱく質も多く含んでいるので、吸収率の高さも抜群です。

スキムミルクには牛乳の栄養が凝縮されています。100gあたりで比較した場合、カルシウム含有量は牛乳の10倍。わずか大さじ3杯（20g）で牛乳コップ1杯と同量のカルシウムをとることができます。

☆低脂肪のカルシウム源

スキムミルクからは乳脂肪が取り除かれているため、牛乳にくらべて脂質とエネルギーが低いのが特徴。たとえば牛乳200mℓでは、脂質が7・6g、エネルギーは134キロカロリーになるのに対して、20gのスキムミルクを200mℓの水に溶いたものなら、脂質は0・2g、エネルギーは71・8キロカロリーしかありません。肥満ぎみの人やコレステロール値が高めの人でも安心して積極的に食べられる、貴重なカルシウム源です。牛乳のかわりに料理に使ってもよいでしょう。

骨ごと食べるのでカルシウムも豊富

ししゃも

［骨粗しょう症予防に役立つ栄養素］
たんぱく質、カルシウム、ビタミンDなど
［そのほかの効能］
高血圧、動脈硬化など

☆カルシウムはいわしの5倍

骨ごと食べられるししゃもは、優秀なカルシウム供給源です。カルシウム含有量は100gあたり330㎎。いわしの約5倍にもあたります。骨の形成を助けるマグネシウムやたんぱく質も含まれており、内臓にはビタミンDも多いので、カルシウムを効率よく吸収することができます。

ししゃもとして売られているもののほとんどは「カペリン（カラフトシシャモ）」という別の種類の魚です。カペリンのほうがカルシウムやマグネシウム、ビタミンEなどの含有量がわずかに多くなっています。たんぱく質やカリウム、鉄などはししゃもに多く含まれています。

☆各種のビタミン、ミネラルも

ししゃもには、脂質や糖質の代謝や生活習慣病の予防などに役立つビタミンA、B_2、Eなども豊富。また、貧血予防に役立つ鉄や、細胞の生成を助けて脳の機能を活性化させる亜鉛、糖質や脂質、たんぱく質の代謝に欠かせないマンガン、高血圧の予防・改善に有効なカリウムといったミネラルも多く含まれています。

ＩＰＡが血管を若く健康に保つ

あじ

☆油で揚げて骨ごと食べるのが理想

あじには、骨の形成を助けるカルシウムやマグネシウム、良質のたんぱく質などが豊富。また、カルシウムやリンの吸収を助けるビタミンDも含まれているため、カルシウムを効率よく利用することができます。

骨の健康のためには、小さめのあじを丸ごとから揚げにするのがおすすめ。頭や骨まで食べることができるので、カルシウムをたっぷり補給することができます。大きめのものは3枚におろし、中骨の部分を油でカリッと揚げれば、カルシウムたっぷりの骨せんべいになります。

☆おいしさのもとはグルタミン酸

あじは古くから日本人に好まれてきた魚ですが、おいしさの秘密は、たんぱく質に含まれる成分にあります。たんぱく質は数種類のアミノ酸が結びついてできていますが、あじのたんぱく質にはグルタミン酸が多く含まれています。グルタミン酸は、いわゆる「うま味」となる成分。昆布やかつお節などの「だし」の味もグルタミン酸のものです。味のよさに加え、神経伝達に関わり、脳の機能を活性化する働きもあります。

［骨粗しょう症予防に役立つ栄養素］
カルシウム、マグネシウム、
ビタミンDなど

［そのほかの効能］
高血圧、動脈硬化、心筋梗塞、がんなど

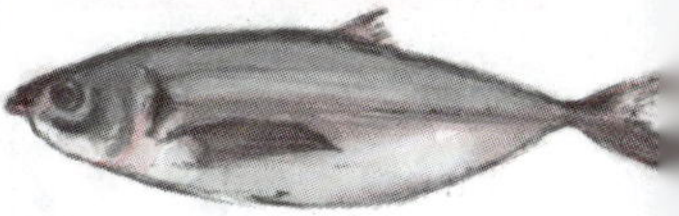

そのほか、ナトリウムを排出して血圧を下げるカリウム、コレステロール値の低下や肝機能の調整に役立つタウリンなども含まれているため、高血圧や動脈硬化、胆石症などを予防する効果も期待できます。

☆ＩＰＡとＤＨＡで血液サラサラ

あじの成分でとくに注目したいのが、脂質に含まれるＩＰＡ（イコサペンタエン酸）とＤＨＡ（ドコサヘキサエン酸）です。ＩＰＡには血管をひろげて血行をよくしたり、血管をしなやかに保ったりする働きがあり、動脈硬化や心筋梗塞を防ぐほか、肩こりや目の疲れなどの改善にも役立ちます。ＤＨＡは脳の機能を活性化し、記憶力や学習能力を高めます。ＩＰＡとＤＨＡは、発がんに関与するアラキドン酸の合成を抑えて、がんの発生や転移を防ぐ物質としても知られています。

豆知識

あじの旬は6～8月。目が黒くて透明感があり、身にはりがあってきれいな銀色をしているものを選びましょう。新鮮で脂ののったものほどＩＰＡやＤＨＡも豊富に含まれています。

骨形成に役立つ栄養素をバランスよく含む

いわし

☆カルシウムを効率よく吸収

「いわし」と名のつく魚は、マイワシのほか干物などに加工されるウルメイワシ、カタクチイワシがあります。一般にいわしといった場合、マイワシを指すことが多いようです。

マイワシは100g中に70㎎ものカルシウムを含んでいます。骨を形成する栄養素の一つであるたんぱく質や、カルシウムの吸収率を上げるビタミンDも豊富。また、カルシウムとマグネシウムは2対1の割合でとるのが理想ですが、いわしのマグネシウム含有量は100g中に34㎎。カルシウムとのバランスはほぼ完璧で、カルシウムを効率よく取り込むことができます。

カルシウムをたっぷり補給するためには、骨ごと食べるのがベスト。から揚げや中骨を油で揚げた骨せんべいのほか、骨まで柔らかくなる梅干し煮などもおすすめです。

☆IPA、DHAが豊富

いわしには脂質も豊富ですが、脂質の中にはIPAやDHAなどの健康に役立つ成分である魚油が含まれています。IPAは血液を固める血小板が集まるのを防いで血行を改善し、動脈硬化や心筋梗塞の予防に役立ちます。D

[骨粗しょう症予防に役立つ栄養素]
カルシウム、マグネシウム、ビタミンDなど

[そのほかの効能]
高血圧、動脈硬化、心筋梗塞、がんなど

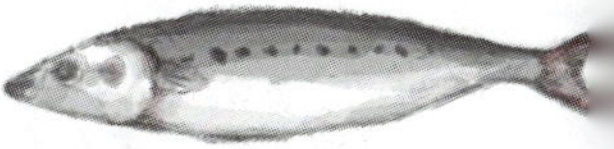

HAは脳の機能を活性化して記憶力や学習能力を高めるほか、発がんに関わる成分の合成を抑えてがんを防ぐ成分としても注目されています。

☆がん予防効果のある核酸も

脳の中で神経伝達物質をつくるチロシンや、新陳代謝を活発にして老化を防ぐ核酸なども大切な栄養素。いわしなどに含まれる核酸には、がん抑制遺伝子を活性化させてがん細胞を消滅させる作用があることがわかっており、がん予防に役立つ成分として注目されています。

このほか、皮膚や粘膜を健康に保ち、免疫力を高めるビタミンA、脂質や糖質の代謝を促すビタミンB群、細胞や組織に悪影響を与える過酸化脂質を取り除くビタミンEなども豊富。さまざまな生活習慣病を防ぎ、健康を保つ効果が期待できます。

豆知識

体が青く光り、はりのあるものを選びます。おいしいのは、身に対して頭が小さく見え、腹が丸く太っているもの。IPAやDHAを効率よくとるためにも、新鮮なうちに調理しましょう。

骨の土台となる良質なたんぱく質がたっぷり

かつお

☆カルシウムやビタミンDも

かつおは100gあたり約25gものたんぱく質を含む、栄養豊富な魚。かつおのたんぱく質は、人間が体内でつくれない必須アミノ酸をバランスよく含む良質なものです。骨をつくる栄養素の一つであるたんぱく質のほか、骨を丈夫にするカルシウムやマグネシウム、カルシウムの吸収率を高めるビタミンDなども含まれており、骨粗しょう症の予防に効果を発揮します。

☆血合いには栄養がぎっしり

かつおの血合いは、とくに栄養が豊富な部分。たんぱく質やビタミン、ミネラルがたっぷり含まれており、その栄養はレバーとくらべられるほど。ただしレバーより脂質が少ないので、肥満などが気になる人でも安心して食べることができます。

なかでも、ビタミンB_{12}とナイアシンの含有量は魚肉の中でトップ。ビタミンB_{12}には正常な赤血球の形成を助けて悪性貧血を予防する作用があり、ナイアシンは糖質や脂質、たんぱく質の代謝を助け、二日酔いの予防などにも役立ちます。

かつおにはこのほか、血液中のヘモグロビンの成分になって貧血を防ぐ

[骨粗しょう症予防に役立つ栄養素]
たんぱく質、カルシウム、ビタミンDなど

[そのほかの効能]
高血圧、動脈硬化、貧血など

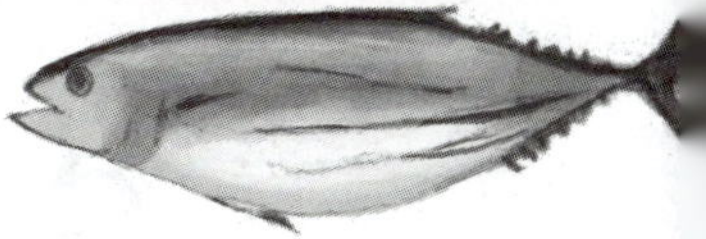

鉄、コレステロール値を下げ、肝機能を調整するタウリン、ナトリウムを排出して血圧を下げるカリウムなども豊富に含まれています。

☆かつおの旬は2回ある

かつおの脂質にはIPAやDHAなど、健康に役立つ成分が含まれています。IPAは血液を固める血小板が集まるのを防いで血行を改善し、動脈硬化や心筋梗塞の予防に役立ちます。DHAは脳の機能を活性化し、記憶力や学習能力を高めます。また、がんの発生を防いだり、がんの転移を抑制したりする作用もあります。

かつおには旬が2回あり、春にとれるものを初がつお、秋にとれるものをもどりがつおといいます。たんぱく質、カルシウム、マグネシウムなどは初がつおのほうがわずかに多め。もどりがつおは、ビタミンDや脂質が豊富なのが特徴です。

豆知識

かつおのたたきなどに添えるにんにくやねぎには、殺菌・整腸作用のほか、血合いなどに含まれるビタミンB_1の働きを強める働きがあり、疲労回復などに役立ちます。

豊富なビタミンDがカルシウムの吸収を促進

さば

☆カルシウム吸収を助けるビタミンD

さばは、カルシウムの吸収を助けるビタミンDを豊富に含む食材です。ビタミンDは小腸で吸収された後、肝臓と腎臓で酵素の作用を受けて活性型ビタミンDというホルモンに変わり、腸で行われるカルシウムの吸収を高める働きをしています。骨粗しょう症を予防・改善するためには、カルシウムだけでなくビタミンDも十分にとることが大切です。

また、さばには、骨を形成する栄養素の一つである良質のたんぱく質もたっぷり含まれています。

☆栄養豊富な脂質

さばには脂質が多く、味の好き嫌いもはっきり分かれます。でも、この脂質にはIPAやDHAなど、健康に役立つ成分が多く含まれています。IPAは血液を固める血小板が集まるのを防いで血液をサラサラにし、DHAは脳の機能を活性化して記憶力や学習能力を高めます。ともに中性脂肪やコレステロール値を下げて動脈硬化などを防ぐほか、がん予防にも役立ちます。

IPAやDHAは酸化しやすく、酸化すると細胞や組織に悪影響を与える過酸化脂質になってしまいます。さば

[骨粗しょう症予防に役立つ栄養素]
たんぱく質、ビタミンDなど
[そのほかの効能]
高血圧、動脈硬化、心筋梗塞、がんなど

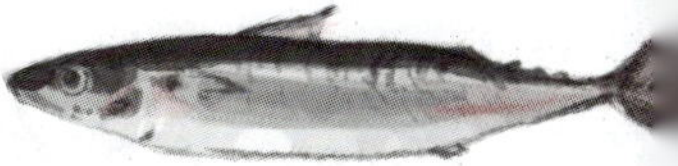

には抗酸化作用のあるビタミンEが含まれているので酸化をある程度抑制することはできますが、できるだけ新鮮なうちに食べるようにしたほうがよいでしょう。

☆ビタミンB2が肌や髪を健康に保つ

ビタミンB2が豊富なこともさばの特徴の一つ。ビタミンB2は脂質や糖質、たんぱく質の代謝に関わる栄養素で、体の成長を促進し、肌や髪を健康に保ちます。このほか、貧血を予防・改善する鉄や、コレステロール値の低下や肝機能の調整に役立つタウリンなども含まれています。

さばは傷みの早い魚としても有名。これは内臓に含まれる酵素の力が強いためです。鮮度が落ちると、酵素の働きでアミノ酸の一部がヒスタミンに変化し、人によってはじんましんなどの症状が出ることもあるので、新鮮なものを選ぶことが大切です。

豆知識

腹の部分に、金色の筋状の模様が出ているかどうかが、新鮮さの決め手。目が澄んでいる、エラの色が赤い、身に弾力がある、なども新鮮なさばの特徴です。

ビタミンDがカルシウムの吸収を促進

さんま

☆骨形成に欠かせないビタミンD

さんまには、良質のたんぱく質をはじめ、カルシウムやマグネシウムなど骨の形成に関わる栄養素が豊富。また、カルシウムの吸収率を高めるビタミンDも含まれています。ビタミンDには、腸でカルシウムの吸収を助ける働きがあります。ビタミンDが不足すると、カルシウムは十分に吸収されずに排出されてしまうため、丈夫な骨をつくるためには欠かせないビタミンです。

☆脂質には栄養がたっぷり

さんまは、100gあたり24・6gもの脂質を含んでいます。脂質の中でとくに注目したいのが、健康に役立つIPAやDHAを豊富に含む魚油です。IPAには、血液を固める血小板が集まるのを防いで血行をよくする働きがあり、動脈硬化や心筋梗塞の予防に役立ちます。DHAは脳の機能を活性化して記憶力や学習能力を高め、認知症予防に役立つともいわれている成分で、発がんの防止やがんの転移の抑制にも効果が期待できます。

これらの栄養素をむだなくとるため、焼き魚にする時は焼き過ぎに注意。パサパサになるまで焼くと、栄養豊富な脂を落としてしまうことになりま

[骨粗しょう症予防に役立つ栄養素]
カルシウム、マグネシウム、ビタミンDなど
[そのほかの効能]
高血圧、動脈硬化、心筋梗塞など

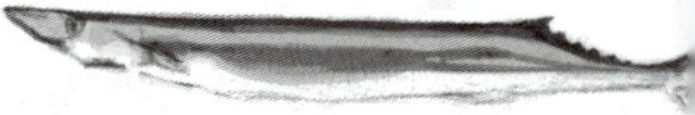

す。また、さんまのように高たんぱく・高脂肪の魚は、直火で焼くと発がん物質が生成されます。この物質の作用は大根の酵素やビタミンCによって抑えることができるので、焼いたさんまには大根おろしやレモンを添えるとよいでしょう。

☆健康に役立つビタミンも豊富

さんまにはこのほか、皮膚や粘膜を健康に保ち、免疫力を高めるビタミンA、糖質や脂質の代謝を活発にするビタミンB群、細胞や組織に悪影響を与える過酸化脂質を取り除き、生活習慣病や老化を防ぐビタミンEもたっぷり含まれています。

ナトリウムを排出して血圧を下げるカリウム、コレステロール値の低下や肝機能の調整に役立つタウリンなども豊富なため、高血圧や動脈硬化などの予防にも効果を発揮します。

豆知識

冷凍ものが一年中出回っていますが、旬は9～12月。体が銀色ではりがあり、尾の付け根が黄色っぽいものを選びます。新鮮なものは塩焼きにして、ビタミンAが豊富な内臓も食べましょう。

豊富な脂質がおいしさと健康のもと

ぶり

☆骨を丈夫にするビタミンD

ぶりに含まれるビタミンDは、骨のために欠かせない栄養素です。ビタミンDは小腸で吸収された後、肝臓と腎臓で酵素の作用を受けて「活性型ビタミンD」というホルモンになり、腸で行われるカルシウムの吸収を高めています。また、豊富なたんぱく質は骨の土台となり、骨にカルシウムが定着するのを助けます。

☆脳の血管を強くする脂肪酸も

ぶりのおいしさは、うま味のあるアミノ酸の一種・ヒスチジンと豊富な脂質によるもの。脂質には、不飽和脂肪酸のＩＰＡやＤＨＡも豊富に含まれています。ＩＰＡには、血液を固める血小板が集まるのを防いで血液をサラサラにする働きがあります。ＤＨＡは脳の機能を活性化し、記憶力や学習能力を高めます。ともに中性脂肪やコレステロール値を下げて動脈硬化や心筋梗塞などを防ぐほか、がん予防にも役立ちます。

ＩＰＡやＤＨＡは酸化しやすく、酸化すると細胞や組織に悪影響を与える過酸化脂質になってしまいます。ただし、ぶりには抗酸化作用のあるビタミンＥも含まれているので、酸化をある

[骨粗しょう症予防に役立つ栄養素]
たんぱく質、ビタミンDなど

[そのほかの効能]
動脈硬化、心筋梗塞、貧血など

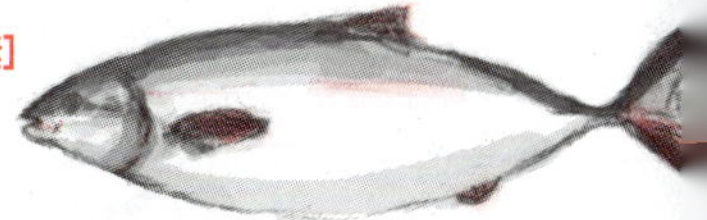

程度抑制することができます。
　ぶりには、パミルトオレイン酸という不飽和脂肪酸も多く含まれています。脳内血管に入りこめる数少ない成分で、脳の血管に栄養を補い、血管壁を丈夫にする作用があります。IPAやDHAと違って酸化しにくいのも特徴の一つです。

☆栄養豊富な血合い

　ぶりにはビタミンB_2やB_{12}もたっぷり。B_2は脂質や糖質の代謝を助けて皮膚や髪を健康に保ち、B_{12}は赤血球の形成を促して悪性貧血を予防します。貧血の予防・改善に役立つ鉄や、ナトリウムを排出して高血圧を予防するカリウム、コレステロール値の低下や肝機能の調整に役立つタウリンなども豊富。こうした栄養素はとくに血合いの部分に多いので、血合いまで残さず食べるようにしましょう。

豆知識

養殖ものは天然のものにくらべて脂肪が多く、身が白っぽいのが特徴。不飽和脂肪酸も多く含まれ、値段も手ごろなので上手に利用しましょう。

たんぱく質やビタミンをバランスよく含む

さけ

☆ビタミンDがカルシウム吸収を促進

さけはビタミンDを豊富に含む魚で、100g中の含有量はマイワシの約3倍。ビタミンDにはカルシウムの吸収を助ける働きがあり、丈夫な骨をつくるためには欠かせないビタミンです。骨の材料となるカルシウムやマグネシウム、たんぱく質なども含まれており、骨粗しょう症の予防・改善に役立ちます。カルシウム補給のためには、骨ごと食べられる水煮缶などを利用するのもよい方法です。

さけの皮には、骨の土台となるコラーゲンも含まれています。たんぱく質の一種であるコラーゲンは体内でいったんアミノ酸に分解された後、さまざまなたんぱく質の構成要素として使われます。

☆ビタミンB群とEもたっぷり

さけには、強い抗酸化作用を持つビタミンEのほか、ビタミンB群も多く含まれています。ビタミンB群は糖質、脂質、たんぱく質の代謝に欠かせない成分。B_1やB_2はエネルギーをつくり出して皮膚や髪を健康に保ちます。またB_6、B_{12}、ナイアシン、葉酸は協力しあって増血作用を高め、悪性貧血の予防などに効果を発揮します。

[骨粗しょう症予防に役立つ栄養素]
ビタミンD、たんぱく質、
カルシウムなど

[そのほかの効能]
貧血、動脈硬化、心筋梗塞、がんなど

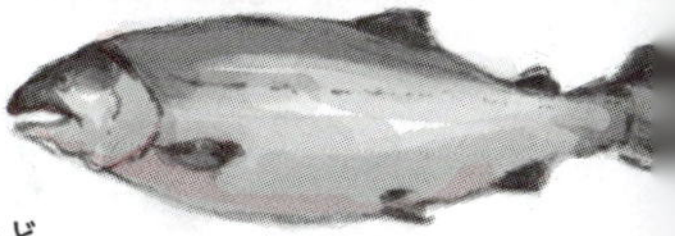

また、脂質に含まれる不飽和脂肪酸、IPAとDHAには、血液をサラサラにしたり、記憶力を高めたりする作用があります。ともに中性脂肪やコレステロール値を下げて動脈硬化や心筋梗塞などの予防に役立つほか、がんの予防にも有効です。

☆アスタキサンチンで血管を元気に

さけの肉はきれいなオレンジ色をしています。この色の正体はアスタキサンチンという色素。えびやかにの甲羅や、きんめだいなど赤い色をした魚の皮などに含まれていますが、魚類で肉にアスタキサンチンを含んでいるのはさけだけです。

アスタキサンチンには強い抗酸化作用があります。体に悪影響を及ぼす活性酸素を抑えて血管にコレステロールがたまるのを防ぎ、動脈硬化や心筋梗塞などを予防します。

豆知識

ベニザケ、ギンザケ、キングサーモンなどいろいろな種類がありますが、多く出回っているのはシロザケ。産卵のために川をのぼる直前にとれたものがおいしいといわれています。

たっぷりのコラーゲンで骨も健康に

かれい

☆骨の土台となるコラーゲンが豊富

淡白な味わいのかれいには、消化のよいたんぱく質がたっぷり。かれいには体を取り巻くようにヒレがありますが、ヒレの付け根の細かい骨が並んだ部分は「縁側」と呼ばれ、珍味として喜ばれます。実はこの縁側には、たんぱく質の一種であるコラーゲンがたっぷり。コラーゲンは水溶性の成分なので、煮汁にしみ出します。かれいを煮た場合は、煮こごりにして煮汁まで食べるようにしましょう。

体内のたんぱく質の3～4割を占めるコラーゲンは、細胞や組織をつなぐ接着剤のような働きをしています。骨の土台となる成分でもあり、骨にカルシウムが定着するのを助けて骨粗しょう症の予防・改善に役立ちます。また、コラーゲンには皮膚を健康に保つ働きもあります。

☆ビタミンDが骨づくりを助ける

ただし食品からとったコラーゲンは、体内でそのままいかされるわけではありません。たんぱく質は体内でいったんアミノ酸に分解され、その後、各種のたんぱく質に合成されます。そのため、体内のコラーゲンの減少を防ぐには、たんぱく質全般をしっかりと

[骨粗しょう症予防に役立つ栄養素]
たんぱく質、ビタミンD、
カルシウムなど

[そのほかの効能]
美肌、高血圧、動脈硬化など

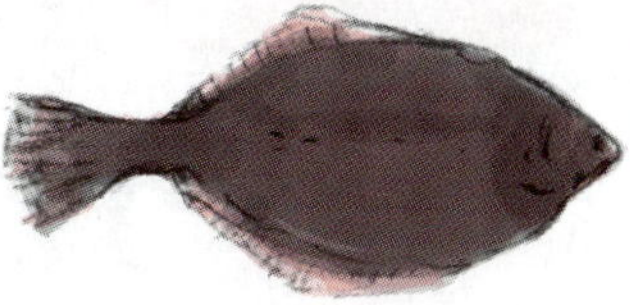

ることが大切です。

かれいには、骨を構成するカルシウムやマグネシウムも含まれており、さらにカルシウムの吸収を促すビタミンDも豊富。骨に必要な栄養素が幅広く含まれているため、丈夫な骨づくりに役立ちます。小さなものなら から揚げにして、頭や骨ごと食べるのがおすすめです。

☆低カロリーでヘルシー

かれいにはこのほか、脂質や糖質の代謝を助けて皮膚や髪を健康に保つビタミンB_2やナイアシン、ナトリウムを排出して高血圧を予防するカリウム、赤血球の形成を助けて悪性貧血などを予防するビタミンB_{12}なども豊富です。脂質が少ないのでエネルギーも少なく、ダイエットにもおすすめ。脂質には不飽和脂肪酸も含まれているため、コレステロール値を下げる効果も期待できます。

豆知識

かれいとはカレイ科の魚の総称で、マガレイ、マコガレイなどさまざまな種類があります。旬は秋〜冬。体に透明感があって模様が鮮やかに出ているものが新鮮です。

骨にもやさしい、栄養豊富なスタミナ食

うなぎ

☆丈夫な骨づくりに役立つ

うなぎには、健康な骨づくりに欠かせないカルシウムが100gあたりに130㎎も含まれています。また、骨を形成する成分であるたんぱく質も豊富。骨の材料となる栄養素がしっかり含まれている上、カルシウムの吸収を助けるビタミンDの含有量も多いので、カルシウムを効率よく体に取り入れることができます。

☆ビタミン類も豊富

古くから強壮食品とされてきたうなぎは、栄養価の高い魚です。豊富なたんぱく質に加え、ビタミンA、B群、Eなどもたっぷり含まれています。ただし高カロリー食品なので、食べ過ぎには注意したいものです。

ビタミンAには皮膚や粘膜を丈夫にし、免疫機能を高める作用があります。レチノールとβカロテンの2種類に分けられますが、うなぎなどの動物性食品に含まれるのはレチノールです。ビタミンB_1、B_2は糖質や脂質の代謝に関わり、神経系統を調整したり、皮膚や髪を健康に保ったりするのに役立ちます。強い抗酸化作用を持つビタミンEは細胞や組織に悪影響を与える過酸化脂質の働きを抑え、生活習慣病や老化

[骨粗しょう症予防に役立つ栄養素]
カルシウム、たんぱく質、
ビタミンDなど

[そのほかの効能]
動脈硬化、心筋梗塞、貧血など

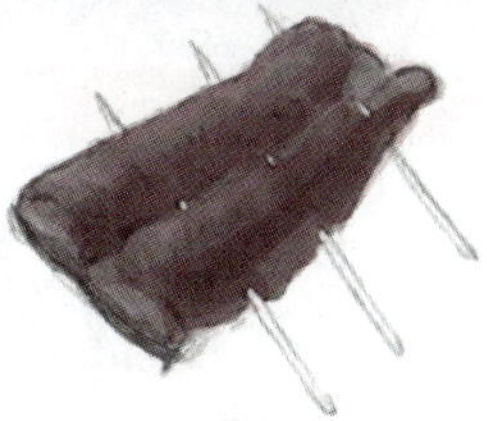

の予防に効果を発揮します。また、ホルモンのバランスをコントロールし、自律神経を正常に保つ働きがあります。

☆消化吸収を助けるムコ多糖類

うなぎの脂質には、血液をサラサラにするIPAや記憶力を高めるDHAも多く含まれています。ともに中性脂肪やコレステロール値を下げる作用があり、動脈硬化や心筋梗塞といった生活習慣病の予防に役立ちます。また、がんの発生を防いだり、転移を抑えたりする成分としても知られています。

また、ムコ多糖類も注目したい栄養素の一つです。ムコ多糖類はゼラチン状の物質で、うなぎのヌルヌルの成分。皮膚や血管をしなやかに保ったり、胃の粘膜を保護して消化吸収を助けたりする働きがあります。このほか、貧血を予防する鉄や、ナトリウムを排出して血圧を下げるカリウムなども含まれています。

豆知識

「肝《きも》」と呼ばれるうなぎの肝臓は、とくに栄養が豊富です。身の部分とくらべると、ビタミンAは約2倍、鉄は約9倍にもなり、低血圧や貧血の改善に役立ちます。

マイワシの6倍以上のカルシウムを含む

わかさぎ

☆骨ごと食べてカルシウム補給

わかさぎには100gあたり450mgと、マイワシの6倍以上ものカルシウムが含まれています。頭や骨まで丸ごと食べられるため、カルシウム補給にはぴったりの食材です。さらに、カルシウムとともに骨をつくるマグネシウムや良質のたんぱく質のほか、内臓にはビタミンDも含まれているので、カルシウムを効率よく吸収することができます。

日本では、成人女性の1日あたりのカルシウム推定平均必要量は500〜550mgとされていますが、わかさぎなら約2尾弱（1尾80g）でこの量を満たすことができます。骨までおいしく食べるには、から揚げがおすすめです。

☆豊富な鉄分が貧血を予防

鉄分が豊富に含まれていることもわかさぎの特徴。鉄は血液の赤い色のもとであるヘモグロビンの成分になります。ヘモグロビンは肺から取り込んだ酸素と結びつき、体中に酸素を運ぶ役割を果たしています。鉄が不足すると体が酸欠状態になるため、貧血症状が現れます。貧血は月経のある女性のほか、ダイエット中の人などにも多く見られます。わかさぎは鉄分が豊富な上、

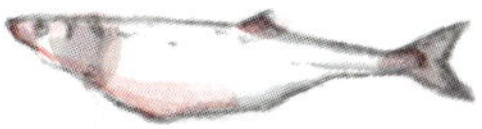

[骨粗しょう症予防に役立つ栄養素]
カルシウム、ビタミンD、
たんぱく質など

[そのほかの効能]
貧血、動脈硬化、心筋梗塞など

脂肪が少なくて低カロリーなので、ダイエット中の人にもおすすめです。

☆老化を防ぐビタミンE&セレン

わかさぎはビタミンB_2も豊富です。ビタミンB_2は脂質や糖質、たんぱく質の代謝に関わる栄養素で、体の成長を促進し、肌や髪を健康に保つ作用があります。

また、強い抗酸化作用を持つビタミンEとセレンも多く含まれています。セレンはミネラルの一種で、細胞や組織に悪影響を及ぼす過酸化脂質を分解するときに働く酵素の重要な構成成分です。抗酸化作用があり、ビタミンEやCと一緒にとるとその効果がよりいっそう強まることもわかっています。ビタミンEとセレンをともに豊富に含むわかさぎは、老化の抑制や、動脈硬化などの生活習慣病の予防に効果が期待できます。

豆知識

わかさぎの旬は2月から4月にかけて。細長い体は白っぽい銀色で、背中が黄褐色をしています。新鮮なものは体の色が鮮やかで透明感があり、全体にはりがあります。

いわしの栄養が丸ごととれる

しらす

☆カルシウムはマイワシの3倍

しらすはカタクチイワシやマイワシの稚魚。これを塩水でゆでて乾燥させ、しらす干しなどに加工します。

しらすの栄養面の特徴としては、なんといってもカルシウムが豊富なことが挙げられます。しらす干しの場合、100gあたりのカルシウム含有量は210mg。これはカタクチイワシの3・5倍、マイワシの3倍にあたる量です。

カルシウムとともに骨をつくるマグネシウムや、骨を形成する栄養素の一つであるたんぱく質もたっぷり含まれています。さらにカルシウムの吸収に欠かせないビタミンDも豊富なので、骨の形成を促進し、骨粗しょう症の予防・改善に役立ちます。また、カルシウムにはストレスをやわらげ、精神を安定させる作用もあります。

☆ビタミンA、B1などが豊富

マイワシやカタクチイワシとくらべ、しらすにはビタミンA、B_1、Eが多く含まれています。ビタミンAは皮膚や粘膜を健康に保ち、ビタミンB_1は糖質の代謝を促してエネルギーをつくり出します。ビタミンEには強い抗酸化作用があり、細胞や組織に悪影響を

［骨粗しょう症予防に役立つ栄養素］
カルシウム、ビタミンD、
たんぱく質など

［そのほかの効能］
動脈硬化、肌あれ、精神安定など

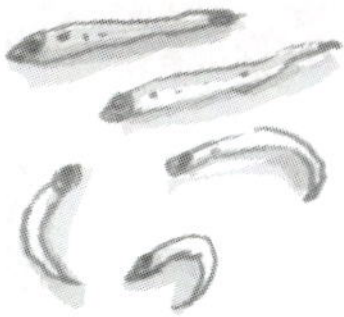

及ぼす過酸化脂質を抑えて生活習慣病や老化を予防します。

☆しらすのさまざまな加工品

しらすの加工品には「釜あげ」「しらす干し」「ちりめんじゃこ」「たたみいわし」などがあります。

釜あげは、塩水でゆでたしらすの粗熱をとっただけのもの。しらす干しとちりめんじゃこは、ゆでた後、半乾燥させたものですが、それぞれ乾燥の度合いが違います。水分が60%程度含まれるものをしらす干し、40%程度のものをちりめんじゃこといいます。また、ゆでる際の塩分の濃度にも違いがあり、しらす干し→ちりめんじゃこ→釜あげの順に塩味が強くなっています。しらす干しは主に関東、ちりめんじゃこは関西で好まれる傾向があります。たたみいわしはしらすを板状に固め、完全に乾燥させたものです。

豆知識

しらす干しは塩分の多い食品ですが、調理前に軽く湯通しすることで塩分量を減らすことができます。栄養が豊富なので、こまめに食べてカルシウムの補給に役立てましょう。

カルシウム豊富な殻には免疫力を高める力も

桜えび

☆骨をつくる栄養素が豊富

桜えびは、えびの仲間の中でもっとも小さい種類ですが、頭や殻ごと食べられるため、カルシウムやたんぱく質がたっぷり。とくに素干ししたものは栄養豊富です。

素干ししたものの場合、100g中の含有量は、カルシウムが2000mg、マグネシウムが310mg、たんぱく質が64・9g。骨の材料となる栄養素を豊富に含んでいるため、健康で強い骨をつくり、骨粗しょう症を予防・改善するのに役立ちます。

☆タウリンが高血圧を予防

えびの仲間の独得の味と香りは、たんぱく質に含まれるグリシンやタウリンなどのアミノ酸によるものです。グリシンにはコラーゲンの主成分となって肌のはりやみずみずしさを保つほか、血中コレステロール濃度を下げる働きもあり、高血圧や脳卒中を防ぐ効果も期待できます。

タウリンは、血圧を正常に保ってコレステロール値を下げ、高血圧が原因で起こる脳卒中などを予防します。また、肝臓の機能を高めて解毒作用を強化したり、腸のぜん動運動をさかんに

[骨粗しょう症予防に役立つ栄養素]
カルシウム、マグネシウム、たんぱく質など

[そのほかの効能]
高血圧、動脈硬化、肝機能の強化など

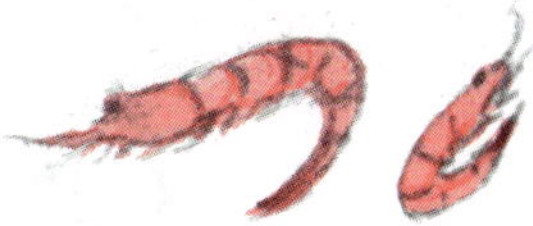

して、腸内の悪玉菌の異常繁殖を防ぐ作用などもあります。

素干しした桜えびにはビタミンEも豊富。ビタミンEは抗酸化作用を持ち、過酸化脂質を撃退して、老化や生活習慣病を予防します。また、ナトリウムを排出して血圧の上昇を防ぐカリウム、貧血の予防・改善に役立つ鉄や銅、細胞の生成を助けて脳の機能を活性化させる亜鉛などのミネラルも多く含まれています。

☆キチン質が免疫力をアップ

また、注目したい栄養素にキチン質があります。キチン質はえびやかにの殻などに含まれる成分で、水に溶けない不溶性繊維の一種です。腸の働きを整えたり、コレステロールを減らしたりする食物繊維本来の作用に加え、免疫力を高める、肝臓の機能を強化する、がん細胞の増殖を抑える、などの働きもあることがわかっています。

豆知識

「釜揚げ」、「素干し」、「煮干し」などの加工品として出回ることがほとんどですが、漁が行われる春と秋には、生食できる新鮮なものが手に入ることもあります。

海藻特有のヨウ素が体の抵抗力を高める

ひじき

☆カルシウムを効率よく利用できる

海藻類にはカルシウムが豊富ですが、なかでもとくに優秀なのがひじきです。100gあたり1400㎎のカルシウム含有量は、昆布の約2倍。海藻類の中でもナンバーワンです。また、もう一つ注目したいのがマグネシウムです。カルシウムとマグネシウムは2対1の比率でとるのがよいとされていますが、ひじきに含まれるマグネシウムは100gあたり620㎎。カルシウムとマグネシウムを2対1に近い割合で含んでいるため、それぞれの栄養素を効率よく利用することができる食品です。

☆鉄分豊富で貧血予防に効果あり

鉄分を多く含んでいることもひじきの特徴。鉄は血液の赤い色のもとであるヘモグロビンの成分になります。ヘモグロビンの役割は、肺から取り込んだ酸素と結びつき、体中に酸素を運ぶこと。鉄が不足すると体が酸欠状態になり、貧血症状が現れます。月経との関係で鉄が欠乏していることの多い閉経前の女性は、とくに意識して鉄をとりたいものです。

また、腸内の善玉菌を増やして腸の働きを整える食物繊維もたいへん豊富

[骨粗しょう症予防に役立つ栄養素]
カルシウム、マグネシウムなど

[そのほかの効能]
貧血、便秘、甲状腺障害など

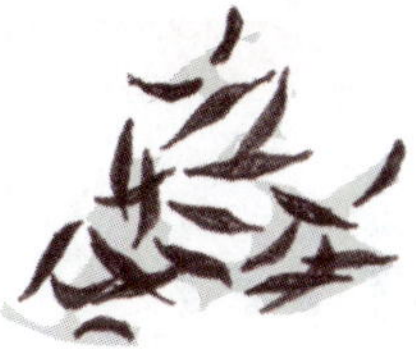

です。食物繊維は体内で消化されずに排出されますが、その際、腸の中の有害物質やコレステロールを吸着するため、大腸がんや動脈硬化などの予防に役立つといわれています。

☆代謝を活発にするヨウ素も

海藻特有のヨウ素（ヨード）の効果も見逃せません。ミネラルの一種であるヨウ素は、甲状腺ホルモンの材料となります。甲状腺ホルモンには細胞の新陳代謝を活発にし、皮膚や髪を健康に保ったり、体の抵抗力を高めたりする作用があります。

また、やはりミネラルの一種であるクロムには、インスリンの働きを助けて糖質の代謝を活発にし、糖尿病を防ぐ働きがあります。脂質の代謝も促進して血液中の中性脂肪やコレステロール値を下げるので、動脈硬化や高血圧の予防にも役立ちます。

豆知識

乾燥ひじきは何回か水をかえながらよく洗った後、たっぷりの水に20～30分ほどひたしてもどし、水をきってから使います。よく乾燥し、大きさのそろっているものを選ぶとよいでしょう。

アルギン酸カリウムが高血圧を予防

わかめ

［骨粗しょう症予防に役立つ栄養素］
カルシウムなど
［そのほかの効能］
高血圧、便秘、甲状腺障害など

☆カルシウムが骨を丈夫に

わかめにはカルシウムがたっぷり含まれています。カルシウムには骨粗しょう症を予防するほか、精神を安定させる作用もあります。さらに、腸の働きを整える食物繊維も豊富。食物繊維には有害物質やコレステロールを吸着する作用もあるので、便秘のほか大腸がんや動脈硬化の予防にも役立ちます。細胞の新陳代謝を活発にするヨウ素（ヨード）も豊富です。

☆独得のぬめりが高血圧を防ぐ

わかめには独特のぬめりがありますが、このぬめりの正体は、アルギン酸カリウムという水溶性食物繊維の一種です。アルギン酸カリウムは胃の中で胃酸の影響を受け、アルギン酸とカリウムとに分かれます。その後アルギン酸は、小腸で高血圧の原因となるナトリウム(塩分)と結合して排泄されます。

もう一方のカリウムは、体内に吸収されて血圧を下げる働きをします。二つの成分がそれぞれ血圧を下げるために働くので、高血圧の予防・改善に大きな効果を発揮します。また、カリウムはコレステロールの排泄を促進して、動脈硬化などを防ぐ役割も果たしています。

カルシウム＆鉄がたっぷり

青のり

[骨粗しょう症予防に役立つ栄養素]
カルシウム、マグネシウムなど

[そのほかの効能]
便秘、動脈硬化、高血圧など

☆骨粗しょう症や貧血を予防

100g中に720㎎のカルシウムと1300㎎ものマグネシウムを含んでいる青のりは、骨粗しょう症の予防と改善のために積極的に食べたい食品の一つです。

貧血を予防する鉄の含有量が多いこともポイント。鉄は血液中のヘモグロビンの成分になり、体中に酸素を運ぶ働きをしています。鉄が不足すると体が酸欠状態になるため、貧血症状が現れます。鉄が欠乏していることの多い閉経前の女性は、十分にとりたい栄養素です。

☆食物繊維や各種ミネラルの働きも

青のりは他の海藻類と同様、食物繊維が豊富。食物繊維は腸内の善玉菌を増やして腸の働きを整えるほか、腸の中の有害物質やコレステロールを吸着して排泄し、大腸がんや動脈硬化の予防にも役立ちます。

また、正常な赤血球の形成を助けて悪性貧血を予防するビタミンB_{12}、細胞の生成を助け、脳の機能を活性化させる亜鉛、糖質や脂質、たんぱく質の代謝に欠かせないマンガンなども含まれています。高血圧の予防・改善に有効なカリウムも豊富です。

カルシウム、βカロテン、鉄がたっぷり

ほうれんそう

☆ビタミンKが骨形成をサポート

ほうれんそうに含まれる栄養素で注目したいのは、カルシウム、マグネシウムとビタミンK。カルシウムとマグネシウムはともに骨の材料となる成分で、骨粗しょう症の予防には欠かせません。ビタミンKは、カルシウムの代謝に関わるビタミン。骨からカルシウムが溶け出すのを抑え、さらに骨をつくる働きを促進するたんぱく質の作用を活発にします。ビタミンKにはこのほか、出血時に血液を凝固させたり、血管内での血液の凝固を防いだりする働きがあります。

☆βカロテンで病気や老化を予防

ビタミンAが豊富なこともほうれんそうの特徴の一つです。ビタミンAにはレチノールとβカロテンの2種類があり、ほうれんそうに含まれているのはβカロテンです。100g中にβカロテンを600μg以上含む野菜を緑黄色野菜といいますが、ほうれんそうのβカロテン含有量は4200μgと、緑黄色野菜の中でもトップクラス。βカロテンは体内で必要な分だけレチノールに変換され、ビタミンAとして働きます。

ビタミンAには、皮膚や粘膜を丈夫

[骨粗しょう症予防に役立つ栄養素]
カルシウム、マグネシウム、
ビタミンKなど

[そのほかの効能]
貧血、かぜ、動脈硬化など

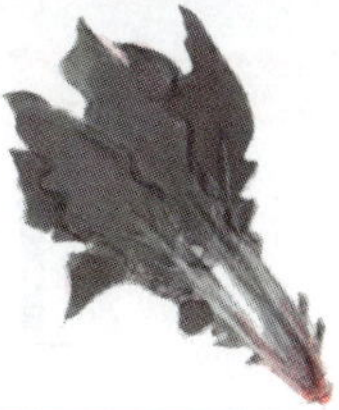

にし、体に抵抗力をつける作用があります。また、ビタミンAに変換されなかったβカロテンは、ビタミンC、Eと協力しあって抗酸化作用を発揮します。ほうれんそうにはビタミンCとEも含まれているので、さまざまな生活習慣病や老化予防の効果も期待することができます。

☆ビタミンCが鉄の吸収率をアップ

ほうれんそうの鉄含有量は、野菜の中でトップクラス。鉄は血液中のヘモグロビンの成分となり、貧血などの予防に役立ちます。植物性食品に含まれる鉄は、動物性食品に含まれるものにくらべて吸収率が低いのですが、ほうれんそうのおひたしにかつお節を添えるなど、たんぱく質やビタミンCと一緒にとると吸収率を高めることができます。また、ビタミンCも豊富なので、鉄を効率よく吸収することができるのです。

豆知識

生のほうれんそうには、カルシウムと結びついて結石の原因となるシュウ酸という成分が含まれています。シュウ酸を取り除くため、熱湯でゆでてから使いましょう。

ほうれんそうの3.5倍のカルシウムを含む

小松菜

☆カルシウムが丈夫な骨をつくる

小松菜のカルシウム含有量は100g中に170㎎と、ほうれんそうの約3・5倍。丈夫な骨をつくるためにはカルシウムを十分にとることが大切ですが、小松菜には、カルシウムとともに骨の成分となるマグネシウムや、カルシウムの代謝を調節するビタミンKなどもしっかり含まれています。

ビタミンKはカルシウムの代謝に関わるビタミンで、骨からカルシウムが溶け出すのを防ぎます。さらに骨をつくる働きを促進するたんぱく質の作用を活発にし、骨粗しょう症の予防・改善に大切な役割を果たしています。ビタミンKにはこのほか、血液凝固を調節する働きもあります。

☆抗酸化作用の高いビタミン類

小松菜には、ビタミンA、C、Eも豊富。ビタミンAはβカロテンとして含まれ、腸から吸収されるときに必要な分だけビタミンAに変えられます。ビタミンAは皮膚や粘膜を健康に保ち、抵抗力を高めるのに役立ちます。

ビタミンCの重要な役割は、たんぱく質の一種・コラーゲンをつくること。コラーゲンは細胞と細胞をつなぐ接着剤のような働きをしており、骨の

[骨粗しょう症予防に役立つ栄養素]
カルシウム、マグネシウム、ビタミンKなど

[そのほかの効能]
貧血、かぜ、動脈硬化など

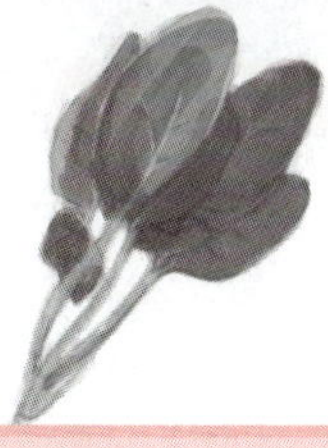

土台にもなっています。Cにはこのほか、しみなどを防いだり、免疫力を高めたりする作用もあります。また、大量に摂取することで発がん物質の抑制や抗がん物質の生成に役立つともいわれています。

ビタミンEは、強い抗酸化作用を持ち、さまざまな病気や老化の原因となる過酸化脂質を撃退します。βカロテンとビタミンC、Eは、一緒にとることで抗酸化作用が高まります。

☆油を使った調理がおすすめ

このほか、貧血などを予防する鉄や、ナトリウムを排出して血圧を下げるカリウムなども豊富。見た目はほうれんそうに似ていますが、あくが少ないので下ゆでせずに使えます。ビタミンAは油と一緒にとると吸収率がよくなるので、炒め物などにして食べるのがおすすめです。

豆知識

最近では一年中出回るようになりましたが、もともとは冬の野菜。寒い季節、霜にあたるたびに葉が厚くなります。あくが少なく、新鮮なものなら生でも食べられます。

カルシウムをたっぷり含む青菜

春菊

☆豊富なカルシウムが骨をつくる

春菊も、骨粗しょう症の予防・改善のために積極的に食べたい野菜です。カルシウムの含有量は、ほうれんそうの2倍以上。骨の形成に大切な役割を果たしているマグネシウムやビタミンKも豊富です。

マグネシウムは、カルシウムとともに骨をつくる成分。マグネシウム不足は骨からカルシウムが溶け出す原因となるので、日頃から十分な量をとることが必要です。

ビタミンKは、骨からカルシウムが排出されるのを防ぐほか、骨をつくる働きを促進するたんぱく質の作用を活発にするのにも役立ちます。

☆βカロテンの含有量はトップクラス

春菊にはβカロテンも豊富です。βカロテンは植物性食品に含まれる成分で、腸から吸収される際、必要な分だけビタミンAに変えられます。ビタミンAには、皮膚や粘膜を健康に保ち、抵抗力を高める作用があります。また、ビタミンAに変換されなかったβカロテンは、ビタミンC、Eと協力しあって、組織や細胞に悪影響を及ぼす活性酸素を抑制します。春菊にはビタミンCとEも含まれているので、老化の抑

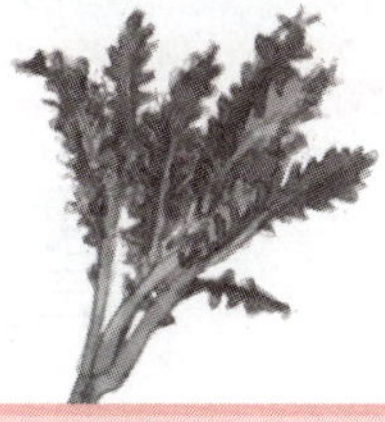

[骨粗しょう症予防に役立つ栄養素]
カルシウム、マグネシウム、ビタミンKなど

[そのほかの効能]
かぜ、便秘、動脈硬化など

制や、動脈硬化、がんなどを予防する効果も期待することができます。

このほか、貧血を予防する鉄や、血圧の上昇を抑えるカリウムなどのミネラルも多く含まれています。

☆食物繊維が便秘を解消

春菊には食物繊維もたっぷり。春菊に多い不溶性食物繊維は大腸で水分を吸収して便の量を増やし、排便をスムーズにします。さらにビフィズス菌などの善玉菌を増やして腸内環境を改善。便秘が解消されることによって腸内に有害物質がとどまる時間も短くなるため、大腸がんなどの予防にもつながります。

春菊には独得の香りがありますが、この香りはベリルアルデヒドや、α—ピネンなど、10種類ほどの精油成分によるもの。これらの成分には、胃腸の働きをよくしたり、咳を鎮めたりする作用もあります。

豆知識

新鮮なものは、葉がみずみずしく、濃い色をしています。あまり日持ちしませんが、保存するときは湿らせた新聞紙に包み、立てた状態で冷蔵庫の野菜室に入れます。

カルシウムとビタミンたっぷりの中国野菜

青《ちん》梗《げん》菜《さい》

☆豊富なカルシウムが骨をつくる

年間を通して出回っている青梗菜。栄養面での特徴は、カルシウムが豊富なことです。100g中のカルシウム含有量は100㎎と、ほうれんそうの2倍以上。さらに、カルシウムの代謝に関わるビタミンKも含まれているため、丈夫な骨づくりに役立ちます。ビタミンKは、緑黄色野菜などに多く含まれる栄養素で、骨からカルシウムが排出されるのを抑え、骨をつくる働きを促進するたんぱく質を活性化する作用があります。

☆βカロテンもたっぷり

青梗菜は100g中に2000㎍ものβカロテンを含む緑黄色野菜です。βカロテンはビタミンAの原料となる成分で、体内で必要な分だけビタミンAに変わります。ビタミンAには皮膚や粘膜を健康に保ったり、体に抵抗力をつけたりする作用があります。

また、βカロテンには強い抗酸化作用があり、ビタミンAに変換されなかった分は細胞や組織に悪影響を及ぼす活性酸素の除去などに効果を発揮します。βカロテンは、ビタミンC、Eと一緒にとると抗酸化作用がいっそう高

[骨粗しょう症予防に役立つ栄養素]
カルシウム、ビタミンKなど

[そのほかの効能]
便秘、美肌、かぜなど

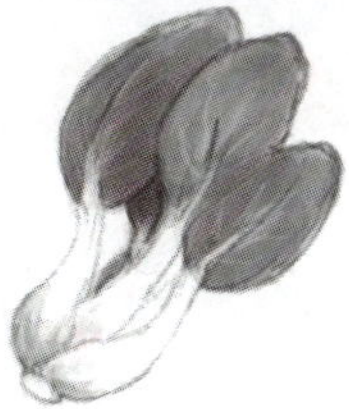

まります。青梗菜にはビタミンC、Eも含まれているため、さまざまな生活習慣病の予防に役立ちます。

腸の働きを整える食物繊維もたっぷり含まれています。食物繊維は排便をスムーズにし、ビフィズス菌などの善玉菌を増やして腸内環境を改善します。また、排出される際、有害物質やコレステロールを吸着して体外に出す働きもあります。

☆一年を通して栄養価が安定

青梗菜は中国が原産の野菜ですが、味や香りにくせがないため、どんな料理にもよく合います。あくも少なく、調理の際、下ゆでをする必要もありません。また、季節に関係なく栄養価が安定していることも特徴の一つ。カルシウムやビタミンの補給源として、いつでも便利に使うことができます。

豆知識

葉の緑色が鮮やかで、はりのあるものが新鮮です。根元がどっしりと横にはり出していて丈が短く、茎の部分が厚いものを選びます。夏のものは冬のものにくらべて茎が細めです。

骨の代謝に関わるビタミンKがたっぷり

にら

☆ビタミンKで骨の健康を守る

スタミナがつく野菜として知られるにらは、健康な骨をつくるためにも積極的に食べたい食材です。骨の材料となる代表的な栄養素、カルシウム、マグネシウムのほか、ビタミンKも豊富。ビタミンKはカルシウムの代謝に関わるビタミンで、骨からカルシウムが溶け出すのを抑え、さらに骨をつくる働きを促進するたんぱく質の作用を活発にして骨形成を促す働きがあります。また、出血時に血液を凝固させたり、血管内で血液の凝固を防いだりする作用もあります。

☆豊富なビタミンが抗酸化作用を発揮

にらはβカロテンを豊富に含む緑黄色野菜。βカロテンはビタミンAの材料となる成分で、腸で吸収される際、必要な分だけビタミンAに変わります。ビタミンAには、皮膚や粘膜を健康に保ち、抵抗力をつけたり免疫機能を維持したりする働きがあります。また、ビタミンAに変わらなかったβカロテンは、ビタミンC、Eと協力して強い抗酸化作用を発揮します。にらにはビタミンCやEも含まれているので、生活習慣病や老化予防の効果が期待できます。

[骨粗しょう症予防に役立つ栄養素]
カルシウム、マグネシウム、
ビタミンKなど

[そのほかの効能]
動脈硬化、胃潰瘍、疲労回復など

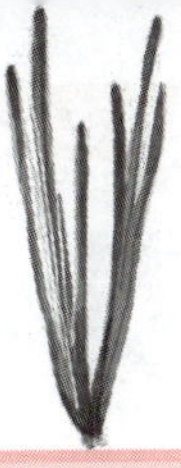

このほか、血圧を上げる原因となるナトリウムを排出する作用のあるカリウムや、糖質、脂質、たんぱく質の代謝を促すマンガン、強い抗酸化作用を持つセレンなどのミネラルも豊富に含まれています。

☆香りのもとが健康を守る

にらには独得の強い香りがありますが、これは硫化アリルなどのイオウ化合物によるものです。硫化アリルは玉ねぎやにんにくにも含まれる成分で、血液をサラサラにして血栓を防ぎ、コレステロール値を下げて動脈硬化や心筋梗塞を防ぐのに役立ちます。また、強い殺菌作用が胃にすむピロリ菌などにもきくため、胃炎や胃潰瘍の予防にもつながります。免疫力を高めてがんの発生を防いだり、ビタミンB_1の吸収を助けて疲労回復や体力増強に役立ったりする効果もあります。

豆知識

にらは、切り口が空気に触れるとにおいが強くなるので調理する直前に切るようにしましょう。また、香りが気になる時はさっと下ゆでしてから使うとよいでしょう。

さまざまなビタミンがギュッとつまった

芽キャベツ

☆ビタミンKはキャベツの2倍

芽キャベツは普通のキャベツとは違う植物で、キャベツの芽ではありません。栄養価もキャベツより高く、骨粗しょう症の予防に役立つ成分も豊富です。なかでも含有量の多さが目立つのがビタミンK。100g中に150㎍と、キャベツの約2倍にあたる量を含んでいます。ビタミンKはカルシウムの代謝に関わっており、骨からカルシウムが溶け出すのを抑え、さらに骨をつくる働きを促進するたんぱく質の作用を活発にするのに役立ちます。また、骨の材料となるカルシウムやマグネシウムも豊富です。

☆ビタミンCで免疫力アップ

ビタミンCが多く含まれていることも、芽キャベツの特徴。100g中に160㎎の含有量は野菜の中でもトップクラスです。ビタミンCの主な働きは、たんぱく質の一種で骨の土台にもなっているコラーゲンをつくること。さらにCには、しみを防いだり、免疫力を高めたりする作用があるほか、発がん物質を抑制したり、抗がん物質の生成を促進したりする働きもあります。

体内でビタミンAに変わり、皮膚や粘膜を丈夫にしたり、免疫力を維持し

[骨粗しょう症予防に役立つ栄養素]
カルシウム、ビタミンKなど

[そのほかの効能]
かぜ、美肌、動脈硬化、便秘、
胃潰瘍など

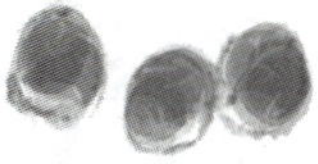

たりするβカロテンも豊富。βカロテンとビタミンCを一緒にとると抗酸化作用が高まり、さまざまな生活習慣病の予防に効果を発揮します。

☆胃腸を守るビタミンUの働き

芽キャベツやキャベツには、ビタミンUという成分が含まれています。実際にはビタミンではなく、メチルメチオニンスルホニウムクロリドというアミノ酸の一種です。この成分には、たんぱく質の合成を促したり、胃の運動や胃酸の分泌を抑えたりする作用があり、胃潰瘍や十二指腸潰瘍の改善に効果があります。

このほか、脂質や糖質をエネルギーにかえるビタミンB_1、B_2や、造血作用に関わる葉酸、高血圧の予防に役立つカリウム、整腸作用のある食物繊維なども多く含まれています。

豆知識

つやがあり、巻きが固いものが新鮮。少し苦味があるので、ゆでてから調理します。ゆでる時、根元の部分に十文字に切り込みを入れておくと、全体にむらなくゆであがります。

豊富なビタミンCで健康と美容に役立つ

ブロッコリー

☆強い骨づくりに役立つビタミンK

ブロッコリーはビタミンやミネラルをバランスよく含む野菜です。骨粗しょう症の予防・改善に役立つビタミンKもたっぷり含まれており、カルシウムやマグネシウムとともに丈夫な骨づくりに役立ちます。ビタミンKはカルシウムの代謝に関わるビタミンで、骨からカルシウムが排出されるのを抑え、さらに骨形成を促進するたんぱく質の作用を活発にする作用があります。

☆ビタミンCがコラーゲンをつくる

ブロッコリーでとくに注目したいのは、ビタミンCの豊富さです。100gあたり120㎎の含有量は、ほうれんそうの3倍以上。ビタミンCは、しみやそばかすのもとになるメラニン色素の生成を抑えたり、ストレスから体を守ったりするほか、免疫力を高める働きや、発がん物質を抑制する作用があることもわかっています。また、たんぱく質の一種であるコラーゲンをつくるのもビタミンCの仕事。コラーゲンは細胞や組織をつなぎ合わせる接着剤のような働きをしています。骨を構成する成分の一つでもあり、骨の土台となって骨にカルシウムが定着するのを助ける作用もあります。

[骨粗しょう症予防に役立つ栄養素]
カルシウム、マグネシウム、ビタミンKなど

[そのほかの効能]
動脈硬化、高血圧、美肌、かぜなど

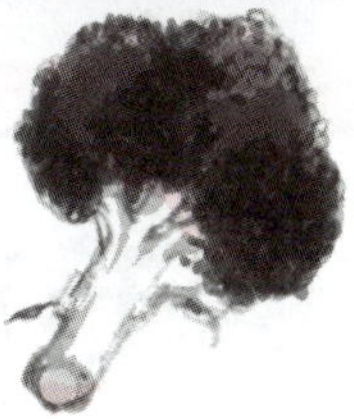

体内でビタミンAに変わって免疫力を高めたり、抗酸化作用を発揮したりするβカロテン、糖質や脂質、たんぱく質の代謝を活発にするビタミンB群なども豊富。余分なナトリウムを排出して血圧の上昇を抑えるカリウムや、貧血の予防に役立つ鉄などのミネラルもたっぷり含まれています。

☆スルフォラファンが、がんを予防

ブロッコリーにわずかに含まれるスルフォラファンは、最近注目されている成分です。スルフォラファンには、発がん物質を解毒する酵素を活性化する働きがあり、がん予防に効果があるといわれています。このほか、インスリンの働きを助けて糖尿病を予防するクロムや、胃潰瘍などの予防に効果のあるビタミンU（メチルメチオニンスルホニウムクロリド）なども健康な体づくりに役立ちます。

豆知識

新鮮なものは濃い緑色で、ふっくらとした花蕾が密につまっています。花蕾が開いて黄色くなっていたり、外葉がしおれていたりするものは、鮮度が落ちているので避けましょう。

カルシウムもたっぷり！　栄養の宝庫

モロヘイヤ

☆ほうれんそうの5倍のカルシウム

モロヘイヤは栄養価の高い野菜として知られていますが、とくにカルシウムやビタミンKの含有量がずば抜けて多いのが特徴です。モロヘイヤ100g中に含まれるカルシウムは260mg、ビタミンKは640μg。ほうれんそうの含有量と比較すると、カルシウムは5・3倍、ビタミンKは2・4倍も含まれていることになります。

カルシウムは骨の材料となり、ビタミンKには骨からカルシウムが溶け出すのを防ぐ働きなどがあります。健康な骨の形成に欠かせない栄養素をたっぷり含んでいるため、骨粗しょう症の予防・改善に高い効果を期待することができます。

☆各種のビタミンを豊富に含む

モロヘイヤには、ビタミン類も豊富です。腸で吸収される際、ビタミンAに変わって免疫機能の維持などに役立つβカロテン、コラーゲンをつくるビタミンC、細胞や組織に悪影響を及ぼす過酸化脂質を取り除くビタミンEが、それぞれたっぷり含まれています。

βカロテンとビタミンC、Eは、一緒にとることで抗酸化作用が高まり、がんなどの予防にも効果があるといわれ

[骨粗しょう症予防に役立つ栄養素]
カルシウム、マグネシウム、
ビタミンKなど

[そのほかの効能]
老化防止、疲労回復、動脈硬化、
胃潰瘍など

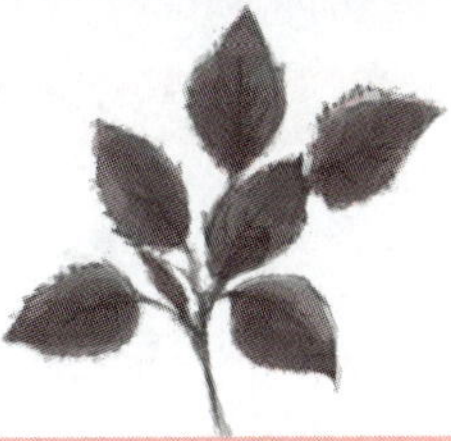

ています。

ビタミンB_1やB_2の含有量も、野菜の中ではトップクラス。ビタミンB群には糖質や脂質などをエネルギーに変える働きがあるので、体力増進や疲労回復などに役立ちます。

☆ぬめりの成分が胃腸を守る

腸の働きを整え、有害物質やコレステロールの排泄を促す食物繊維も豊富。ちなみに、モロヘイヤを刻んだときに出てくるぬめりは、水溶性食物繊維の一種・ムチンによるものです。ムチンは腎臓や肝臓の機能を強化するほか、細胞を活性化して老化を防いだり、胃壁を保護して胃潰瘍などを予防したりします。

このほか、貧血の予防に欠かせない鉄や銅、余分なナトリウムを排出して血圧の上昇を防ぐカリウムなどのミネラルも多く含まれています。

豆知識

旬は夏から秋。独得のぬめりが気になるときは、包丁でていねいにたたいて、ぬめりを出しきります。あくが強いので、使う前に熱湯でさっとゆでてもよいでしょう。

骨に欠かせない栄養素をバランスよく含む

あしたば

☆ビタミンKを豊富に含む

あしたばには健康な骨をつくるのに欠かせないカルシウムやマグネシウム、ビタミンKなどが含まれています。カルシウムの含有量は100gあたり65mgと、ほうれんそうのおよそ1・3倍。また、カルシウムとマグネシウムは2対1の割合でとるとよいといわれていますが、この比率があしたばの場合、2・5対1。ほぼ理想に近い割合でカルシウムとマグネシウムをとることができます。

また、とくに注目したいのが、ビタミンKを多く含んでいること。100g中に500μgの含有量は、ほうれんそうの約1・8倍にあたります。ビタミンKはカルシウムの代謝に関わるビタミン。K_1とK_2の2種類があり、あしたばの成分であるK_1は、主に緑黄色野菜に含まれます。ビタミンKの役割は、骨からカルシウムが溶け出すのを抑え、さらに骨をつくる働きを促進するたんぱく質の作用を活発にすること。また、血液の凝固を調整する働きもあります。

☆βカロテンで健康増進

あしたばにたっぷり含まれているβカロテンは、ビタミンAの原料となる

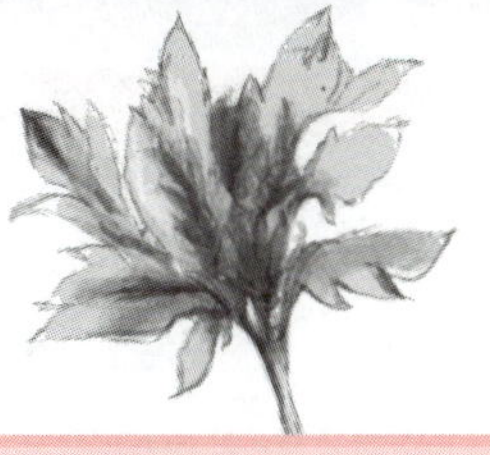

[骨粗しょう症予防に役立つ栄養素]
カルシウム、マグネシウム、ビタミンKなど

[そのほかの効能]
かぜ、便秘、高血圧など

成分。腸から吸収される際、必要な分だけビタミンAに変わり、皮膚や粘膜を丈夫に保ち、抵抗力を高めるなどの働きをします。βカロテンは、ビタミンC、Eと一緒にとると抗酸化作用が高まりますが、あしたばにはビタミンC、Eも含まれているので、老化の抑制や生活習慣病などを防ぐ効果も期待できます。

　また、便秘を解消し、善玉菌を増やして腸内環境を改善するのに役立つ食物繊維も豊富です。

☆クマリンが血液をサラサラに

あしたばの茎を折ると黄色い汁が出てきます。この汁の主成分の一つが、セリ科の植物に多く含まれているクマリン。クマリンには、血行を促進するほか、胃酸の分泌を抑えたり、発がん作用を抑制したり働きがあります。

豆知識

茎があまり太くなく、葉の色が鮮やかなものを選びます。保存するときは、根元を濡れた紙で包んでポリ袋に入れ、冷蔵庫の野菜室へ。使うときは手早くゆでて水にさらします。

カルシウムもたっぷりの緑黄色野菜

かぶの葉

☆豊富なカルシウムが骨を守る

かぶの葉には、根の部分とは違う栄養素がたっぷり含まれています。まず注目したいのは、カルシウム。100g中に250㎎の含有量は、ほうれんそうの約5倍にもあたります。骨からカルシウムが溶け出すのを防ぎ、骨をつくるたんぱく質の作用を活発にするビタミンKも豊富。カルシウムを補給し、効率よく活用することで、骨の健康に役立ちます。

☆ビタミンAで免疫力をアップ

100g中にβカロテンを600μg以上含む野菜を緑黄色野菜、それ以外のものを淡色野菜といいます。かぶの根は淡色野菜ですが、葉は100gあたり2800μgものβカロテンを含む緑黄色野菜。新鮮な葉は捨てずに有効利用しましょう。βカロテンはビタミンAの原料となる成分で、腸で吸収される際、必要な分だけビタミンAに変換されます。ビタミンAには、皮膚や粘膜を丈夫にし、抵抗力をつけたり、免疫機能を維持したりする作用があります。

豊富に含まれるビタミンCは、体内で骨を形成する栄養素の一つであるたんぱく質の一種・コラーゲンをつくる

[骨粗しょう症予防に役立つ栄養素]
カルシウム、ビタミンKなど

[そのほかの効能]
老化防止、美肌、動脈硬化、
便秘など

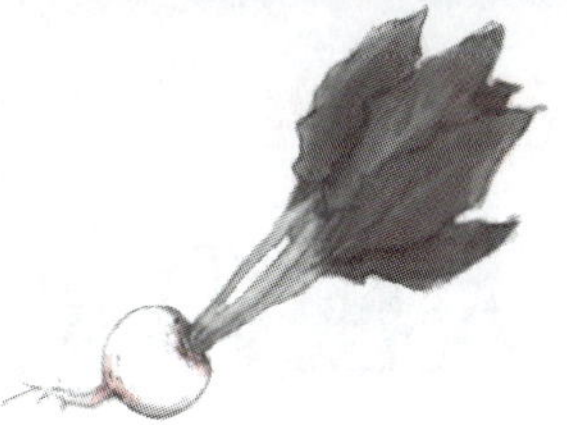

役割を担っています。また、しみやそばかすを予防したりストレスから体を守ったりするほか、がんの予防にも効果があるといわれています。

　このほか、老化の抑制や生活習慣病予防に役立つビタミンE、貧血を予防・改善する鉄、余分なナトリウムを排出して血圧の上昇を抑えるカリウム、がん予防に有効なグルコシアネートなども含まれています。

☆食物繊維で便秘を解消

　かぶの葉には食物繊維もたっぷり。かぶの葉に含まれる不溶性繊維は、大腸で水分を吸収して便の量を増やし、排便をスムーズにします。また、ビフィズス菌などの善玉菌を増やして腸内環境を整える作用もあります。便秘が解消されることによって腸内に有害物質がとどまる時間も短くなり、大腸がんの予防にもつながります。

豆知識

根の部分にひび割れやしわがなく、葉も青々としているものが新鮮。葉つきのままだと水分が蒸発しやすいので、葉と根に切り分け、それぞれポリ袋に入れて冷蔵庫で保存します。

カルシウムやビタミンがぎっしり！

大根の葉

[骨粗しょう症予防に役立つ栄養素]
カルシウム、ビタミンKなど
[そのほかの効能]
老化防止、美肌、動脈硬化、便秘など

☆かぶの葉に似た栄養成分

かぶと同様、大根の葉にも根とは違う栄養素がたっぷり含まれています。栄養成分はかぶの葉に似ており、骨粗しょう症に有効なカルシウムやビタミンKが豊富。カルシウムの含有量は、ほうれんそうのおよそ5倍にあたります。ビタミンKはカルシウムの代謝を調整し、丈夫な骨づくりを助ける役割を果たしています。

☆豊富なビタミン&ミネラル

大根の葉は栄養豊富な緑黄色野菜。体の抵抗力を高めるビタミンAの原料・βカロテンのほか、ビタミンAと協力して抗酸化作用を発揮し、老化や病気を抑制するビタミンC、Eなども多く含んでいます。鉄やカリウムといったミネラルの含有量は、かぶの葉より多め。鉄は血液中のヘモグロビンの成分となって貧血を予防・改善し、カリウムは余分なナトリウムを排出して血圧の上昇を抑えるのに役立ちます。また、便秘を解消して腸内環境を整え、有害物質やコレステロールを排出する食物繊維も豊富です。大根の葉は少し硬いので、下ゆでして細かくきざみ、ほかの野菜に混ぜると使いやすくなります。

カルシウム含有量はほうれんそうの2倍以上

クレソン

[骨粗しょう症予防に役立つ栄養素]
カルシウム、ビタミンKなど
[そのほかの効能]
老化防止、高血圧、胃潰瘍など

☆骨をつくるカルシウムが豊富

ほうれんそうの2倍以上のカルシウムを含み、骨粗しょう症の予防・改善に効果を発揮します。また、ビタミンKの含有量も豊富。ビタミンKには、骨からカルシウムが溶け出すのを防ぎ、さらに骨をつくる働きを促進するたんぱく質の作用を活発にするのに役立ちます。

☆シニグリンが消化を促進

体内でビタミンAに変わって免疫機能の維持などに役立つβカロテン、コラーゲンをつくるビタミンC、体に悪影響を及ぼす過酸化脂質を取り除くビタミンEなど、各種のビタミン類も豊富。貧血予防に役立つ鉄や、余分なナトリウムを排出して血圧の上昇を防ぐカリウムなど、体の機能を整えるミネラルも含まれています。

クレソンのピリッとした辛みはシニグリン（グルコシノレート）という成分によるもの。シニグリンは唾液の量を増やして消化を助けるほか、胃酸の過剰な分泌を抑えて胃潰瘍などの予防に役立ちます。クレソンが肉料理に添えられることが多いのはそのためです。また、生の葉をかむと口臭を消す効果もあります。

カルシウム＆食物繊維がたっぷりの保存食

切り干し大根

☆大根の23倍のカルシウム

切り干し大根は、大根を細く切って乾燥させたもの。干すことで生の大根とは違う香りや味が加わり、含まれる栄養も大きく変わります。

栄養面のいちばんの特徴はカルシウムが豊富なことです。含有量は100gあたり540㎎と、生の大根（根の部分）の約23倍。カルシウムとともに、骨をつくるマグネシウムも生の大根の17倍の量が含まれることから、骨粗しょう症の予防・改善に高い効果を期待できます。

☆食物繊維がコレステロール値を下げる

切り干し大根は食物繊維の含有量もたいへん多く、とくに不溶性繊維は生の大根の19倍に増加しています。これは主に、リグニンという食物繊維が増加しているためです。リグニンは野菜にはあまり含まれていない成分ですが、野菜を切った状態で放置すると急激に増加するというおもしろい性質を持っています。リグニンには、胆汁の主成分である胆汁酸を吸着し、体外に排出する働きがあります。これによって体内のコレステロールが減り、動脈硬化や心筋梗塞などの病気を防ぐこと

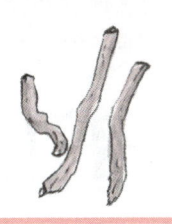

[骨粗しょう症予防に役立つ栄養素]
カルシウム、マグネシウムなど

[そのほかの効能]
便秘、貧血、動脈硬化、心筋梗塞など

ができます。また、腸内の善玉菌を増やし、排便をスムーズにして便秘を解消。排泄の際、腸内の有害物質を吸着して体外に出す作用もあるため、大腸がんの予防にもつながります。

☆鉄が貧血予防に効果を発揮

糖質や脂質、たんぱく質をエネルギーに変えるビタミンB群がたっぷり含まれていることも、切り干し大根の特徴の一つです。また、体の調節機能に関わる各種のミネラルも豊富。なかでも含有量の多さが目立つのが鉄です。生の大根の約49倍も含まれている鉄は、血液中のヘモグロビンの成分となり、貧血の予防・改善に効果を発揮します。このほか、ナトリウムを排出して血圧の上昇を抑えるカリウム、細胞の生成を助けて脳の機能を活性化させる亜鉛、糖質や脂質、たんぱく質の代謝に欠かせないマンガンなども多く含まれています。

豆知識

水でさっと洗って表面のゴミや汚れを落とした後、20分くらい水につけてもどします。水を吸うと、4～5倍の量に増えます。水をよく絞ってから調理しましょう。

食べる前の天日干しでビタミンDの機能がアップ

干ししいたけ

☆ビタミンDには紫外線が必要

しいたけに多く含まれるビタミンDにはカルシウムの吸収を助ける働きがあり、健康な骨のためには欠かせない栄養素です。しかし、しいたけの中に存在しているのはビタミンDそのものではなく、エルゴステロール（エルゴステリン）という「ビタミンD前駆体」に過ぎません。エルゴステロールは、紫外線に当たることによって、初めてビタミンDに変わります。

生しいたけと干ししいたけの成分をくらべると、干ししいたけには生しいたけの8・5倍ものビタミンDが含まれていることがわかります。これは、天日干しすることでしいたけのエルゴステロールがビタミンDに変わるためです。最近は、室内で乾燥させたものも多いので、食べる前に日なたで2～3時間、日に当てるとよいでしょう。またはしいたけを食べた後、日光浴をするのもよい方法。紫外線の作用によって、エルゴステロールが体内でビタミンDに変化します。

☆食物繊維が腸内環境を整える

しいたけは、糖質や脂質などの代謝に役立つビタミンB_1やB_2、ナトリウムを排出して血圧を下げるカリウムなど

[骨粗しょう症予防に役立つ栄養素]
ビタミンDなど

[そのほかの効能]
高血圧、動脈硬化、便秘など

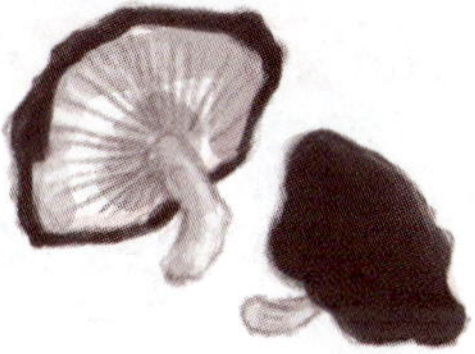

も豊富。また、食物繊維もたっぷりです。干ししいたけに含まれる不溶性食物繊維は、大腸で水分を吸収して排便をスムーズにし、ビフィズス菌などの善玉菌を増やす役割を果たしています。便秘が解消されることによって腸内に有害物質がとどまる時間も短くなり、大腸がんの予防にもつながります。

☆エリタデニンで高血圧の改善を

注目したいしいたけの栄養素の一つに、エリタデニンがあります。エリタデニンはしいたけのうま味の成分で、血中のコレステロールの量を調整し、血圧を下げる作用があるため、高血圧や動脈硬化などの予防・改善に効果が期待されています。

また、しいたけに含まれるレンチナンという成分にがん細胞の増殖を抑える力があることもわかっており、治療薬の研究も進められています。

豆知識

食べる前に干す時は、エルゴステロールが集中しているかさの裏側を日に当てるようにします。干ししいたけを早くもどしたい時は、ぬるま湯に砂糖を一つまみ加えるとよいでしょう。

骨に役立つ栄養に加え、鉄・食物繊維もたっぷり

きくらげ

☆カルシウム、ビタミンDが豊富

きくらげは、きのこ類の中でもとくに栄養価の高い食材です。黒きくらげと白きくらげがあり、栄養成分に少し違いがありますが、骨粗しょう症の予防・改善に役立つカルシウムとビタミンDの含有量が目立って多い特徴は共通しています。

カルシウムをとくに多く含むのは黒きくらげです。100gあたりの含有量は310㎎と、しらす干しのおよそ1・5倍。また、白きくらげにはカルシウムの吸収を助けるビタミンDが豊富で、含有量は干ししいたけの約57倍にもなります。きくらげのビタミンDも、もともとは「ビタミンD前駆体」であるエルゴステロールとして含まれています。きくらげを天日干しして乾燥させる段階で、紫外線の作用によってエルゴステロールがビタミンDに変化します。

ただし、最近では室内で乾燥させたものも多いので、食べる前に2～3時間日に当てるとよいでしょう。

☆貧血予防に有効な鉄の補給にも

きくらげには鉄も多く含まれています。鉄は血液中のヘモグロビンの成分になり、体中に酸素を運ぶ役割を果た

[骨粗しょう症予防に役立つ栄養素]
カルシウム、マグネシウム、
ビタミンDなど

[そのほかの効能]
貧血、便秘、高血圧、動脈硬化など

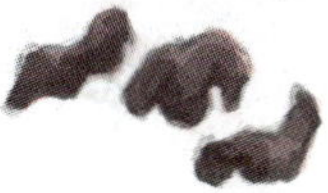

しています。鉄が不足してしまうと体が酸欠状態になり、貧血症状が現れます。女性は月経との関係で貧血の人も多いため、とくに補給を心がけたい栄養素です。

排便をスムーズにし、腸内環境を整える食物繊維も豊富。食物繊維は体内で消化されずに排出されますが、その際、腸の中の有害物質やコレステロールを吸着するため、大腸がんや動脈硬化などの予防に役立ちます。

☆多糖類が血液をサラサラに

きくらげにはこのほか、ナトリウムを排出して血圧を下げるカリウムや、細胞の生成を助けて脳の機能を活性化させる亜鉛、糖質や脂質、たんぱく質の代謝を促すマンガンなどのミネラルも豊富です。また、多く含まれる多糖類には、コレステロール値を下げて血液をサラサラにし、動脈硬化や高血圧を予防する働きがあります。

豆知識

形が人間の耳に似ていることから「木耳」、また、歯ざわりがくらげに似ていることから、「木水母」と書くことも。肉厚でツヤがあり、よく乾燥したものを選びます。

イソフラボンが骨吸収を抑える

大豆

☆イソフラボンが骨を守る

骨粗しょう症に役立つ成分として、最近注目されているのがイソフラボン。イソフラボンは体内に入ると、女性ホルモンの一種・エストロゲンに似た働きをすることがわかっています。

エストロゲンには骨を壊す破骨細胞の働きを抑制する作用があります。閉経後の女性に骨粗しょう症が多いのは、エストロゲンの分泌量が減り、破骨細胞が過剰に働いて骨が壊される骨吸収が進んでしまうため。大豆などに含まれるイソフラボンには、エストロゲンの不足を補い、破骨細胞を抑えて骨からカルシウムが溶け出すのを防ぐ効果があります。

骨の形成に欠かせないカルシウムやマグネシウム、必須アミノ酸をバランスよく含む良質のたんぱく質も豊富。また、大豆のたんぱく質には、余分な脂質やコレステロールを排出する働きがあります。これは、ほかのたんぱく質には見られない大豆特有のものです。

☆リノール酸でコレステロール低下

大豆に含まれる脂質は、ほとんどがリノール酸。リノール酸にはコレステロール値を下げる働きがあり、脂質異常（高脂血）症などの予防に役立ちま

[骨粗しょう症予防に役立つ栄養素]
イソフラボン、カルシウム、たんぱく質など

[そのほかの効能]
高血圧、便秘、動脈硬化など

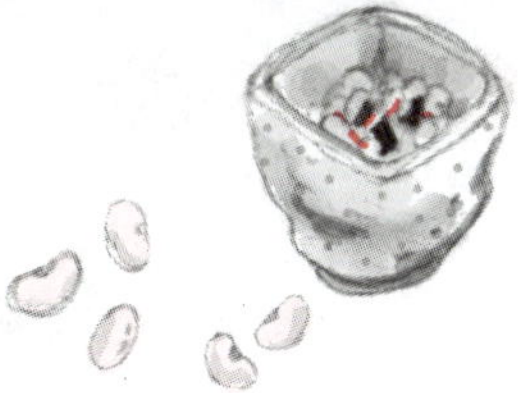

す。リノール酸は酸化しやすい物質ですが、大豆に含まれるビタミンEには、リノール酸の酸化を防いで働きを高める作用があります。腸の働きを整え有害物質やコレステロールの排出を促す食物繊維や、貧血の予防・改善に役立つ鉄、たんぱく質の代謝を助けるビタミンB群なども含まれています。

☆生活習慣病を防ぐ大豆サポニン

最近注目されている大豆の栄養素に、大豆サポニンとレシチンがあります。大豆サポニンは脂質の酸化を防いで代謝を活発にし、動脈硬化や高血圧などを防ぎます。また、肝機能障害の改善や免疫力の強化にもすぐれた効果があります。レシチンは、血管壁にこびりついたコレステロールを溶かして排出を促し、動脈硬化を予防します。脳細胞や神経細胞を活性化し、記憶力や集中力を高める作用もあります。

豆知識

生の大豆の中には消化酵素の働きを妨げる物質が含まれています。この物質は加熱するとなくなるので、栄養素を効率よく消化吸収するために、柔らかくなるまでしっかり加熱を。

消化がよく、栄養をむだなく吸収できる

豆腐

☆大豆の栄養を受けつぐ

豆腐は、水を含ませた大豆をすりつぶしてつくった豆乳に、にがりなどの凝固剤を入れて固めたもの。原料となる大豆の栄養素を、ほとんどそのまま受けついでいます。

骨の形成に欠かせないカルシウム、マグネシウム、たんぱく質はもちろん、女性ホルモンの一種・エストロゲンに似た働きをするイソフラボンも豊富。イソフラボンは体内でエストロゲンの不足を補い、骨からカルシウムが溶け出すのを防ぎます。また、大豆のたんぱく質には余分な脂質やコレステロールを体外に排出する作用もあります。

☆動脈硬化などの予防にも

豆腐には、コレステロール値を下げるのに役立つリノール酸も豊富です。リノール酸は酸化しやすい脂質ですが、豆腐には強い抗酸化作用を持つビタミンEも含まれているので、リノール酸の効果を効率よくいかすことができます。

大豆サポニンやレシチンといった成分にも注目。大豆サポニンは脂質の酸化を防いで代謝を活発にし、動脈硬化や高血圧を防ぎます。また、肝機能障害の改善などにも効果があります。レ

［骨粗しょう症予防に役立つ栄養素］
イソフラボン、カルシウム、
たんぱく質など

［そのほかの効能］
高血圧、動脈硬化など

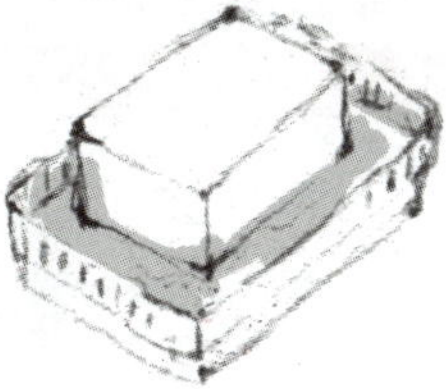

シチンは、血管壁にこびりついたコレステロールを溶かして排出を促し、動脈硬化を予防。脳細胞や神経細胞を活性化し、記憶力や集中力を高める作用もあります。

☆栄養を効率よく吸収できる

消化がよく、栄養をむだなく吸収することができるのも豆腐の特徴。つくり方によって木綿や絹ごしなどに分けられ、種類によって含まれる成分が少し違います。たとえば木綿豆腐にはカルシウム、たんぱく質、鉄、絹ごしにはカリウムやビタミンB1が多くなっています。

食物繊維はほとんど含まれていませんが、オリゴ糖を主成分とする糖質は豊富。オリゴ糖はビフィズス菌などのエサとなる成分です。善玉菌を増やして腸の働きを整え、消化吸収の促進などに役立ちます。

豆知識

豆腐は傷みやすいので、購入したらいったんパックから出し、新しい水につけて冷蔵保存を。その日のうちに食べなかったものは、いったん湯通ししてから使うとよいでしょう。

元気な骨に必要な成分がつまった発酵食品

納豆

☆骨にやさしい成分がたっぷり

納豆は、大豆を納豆菌で発酵させたもの。大豆の栄養に納豆独自の有効成分も加わった栄養食品です。骨粗しょう症の予防に役立つ成分としては、まず骨をつくるのに欠かせないカルシウムとマグネシウム、たんぱく質が挙げられます。大豆のたんぱく質には、余分な脂質やコレステロールを排出する特有の働きもあります。また、納豆のたんぱく質は一部が酵素によって分解されているので、消化吸収がたいへんよくなっています。

体内でエストロゲンの不足を補い、骨を壊す破骨細胞を抑えるイソフラボンも豊富です。さらに見逃せないのがビタミンKの働き。ビタミンKは骨からカルシウムが溶け出すのを防ぎ、さらに骨をつくる働きを促進するたんぱく質の作用を活発にします。

☆ビタミンB_2が肌や髪を美しく保つ

納豆にはビタミンB群も豊富です。なかでもB_2の含有量は、大豆の2倍弱。ビタミンB_2は糖質や脂質などの代謝を活発にし、肌や髪を健康に保ちます。また、細胞や組織に悪影響を与える過酸化脂質を取り除くビタミンEもたっぷり含まれており、生活習慣病や老化

[骨粗しょう症予防に役立つ栄養素]
イソフラボン、カルシウム、ビタミンKなど

[そのほかの効能]
高血圧、動脈硬化、整腸など

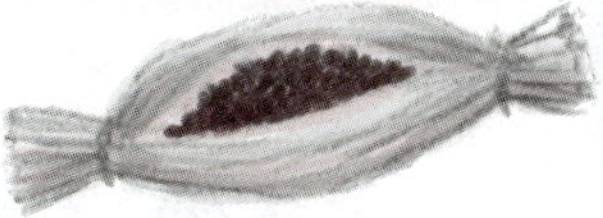

の予防に役立っています。

このほか、脂質の酸化を防いで代謝を活発にする大豆サポニンや、血管壁にこびりついたコレステロールを溶かして排出を促すレシチンなども含まれています。

☆ナットウキナーゼが血栓を溶かす

納豆菌には強力な抗菌・殺菌作用があり、大腸菌やO157といった菌の繁殖を防ぎます。また、腸内の悪玉菌を抑える作用が乳酸菌より強く、整腸作用にすぐれています。

納豆のネバネバのもとは納豆菌がつくりだすナットウキナーゼという酵素。ナットウキナーゼには血栓を溶かして血液をサラサラにする効果があります。動脈硬化や心筋梗塞、脳梗塞などを予防するほか、血行を改善して冷え性や肩こりなどの不調や、高血圧を改善します。

豆知識

納豆のネバネバが苦手な人は、酢や大根おろしを加えてみましょう。ネバネバが薄まり、さっぱりと食べられます。ぎょうざやワンタンの皮などに包んで揚げるのもおすすめです。

豆腐の約6倍のカルシウムを含む

凍り豆腐

☆大豆の栄養が凝縮された食品

凍り豆腐は、木綿豆腐をいったん凍らせてから解凍し、脱水した後に乾燥させてつくったもの。製造過程で水分が抜けるため、普通の豆腐以上に大豆の栄養が凝縮されています。

100g中の含有量は、カルシウムが660mg、マグネシウムが120mg。それぞれ木綿豆腐の約6倍と4倍にあたります。たんぱく質も豊富で、含有量は木綿豆腐の約7倍。骨の形成を促進する成分がたっぷり含まれている上、イソフラボンが女性ホルモンの一種・エストロゲンの不足を補い、骨を壊してカルシウムが溶け出すのを抑える働きをするので、骨粗しょう症の予防・改善に効果があります。

また、製造過程で冷凍されることで変質したたんぱく質はコレステロール値を下げる作用が強くなることもわかっています。

☆貧血予防に有効な鉄も豊富

凍り豆腐には鉄も豊富です。鉄は血液の赤い色のもとであるヘモグロビンの成分になり、貧血を予防・改善します。また、たっぷり含まれている食物繊維は、腸内の善玉菌を増やして腸の働きを整えるほか、排出される際に有

[骨粗しょう症予防に役立つ栄養素]
イソフラボン、カルシウム、たんぱく質など

[そのほかの効能]
高血圧、動脈硬化など

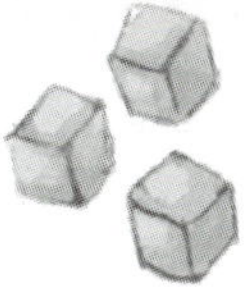

害物質やコレステロールを吸着し、大腸がんや動脈硬化などを予防します。

☆生活習慣病予防に役立つ

コレステロール値を下げるリノール酸や、脳の機能を活性化させる亜鉛、糖質や脂質、たんぱく質の代謝を促すマンガンなどを多く含むことも凍り豆腐の特徴です。また、脂質の酸化を防いで代謝を活発にする大豆サポニンや、血管壁にこびりついたコレステロールを溶かして排出を促すレシチンには、動脈硬化や高血圧を予防する効果も期待できます。

凍り豆腐を使う時はぬるま湯につけてもどします。水を含むと体積は約6倍になります。くせがないのでどんな食品ともよく合いますが、凍り豆腐にあまり含まれていない食物繊維を補うため、野菜と一緒に調理するのがおすすめです。

豆知識

ぬるま湯につけてもどした凍り豆腐は水気をしっかり絞ってから使います。スポンジ状で汁気をよく吸うので、カロリーや塩分をとり過ぎないよう、味つけは薄めにしておきましょう。

胚芽やぬか層に栄養がたっぷり

玄米

☆カルシウムは精白米の1・8倍

玄米は、稲からもみ殻だけを取り除いたもの。精白米にはない胚芽やぬか層が残されており、体に有効なさまざまな成分が含まれています。

骨の健康に役立つ栄養素としては、骨の材料となるカルシウムやマグネシウムが豊富。精白米の約1・8倍のカルシウムと約4・8倍のマグネシウムを含み、丈夫な骨づくりのために欠かせない栄養素の補給に役立ちます。

☆精白米の数倍の栄養成分を含む

玄米には、精白米の約6・5倍のビタミンE、約6倍の食物繊維、約5倍のビタミンB1などが含まれています。ビタミンEは、強い抗酸化作用を持つビタミン。組織や細胞に悪影響を及ぼす過酸化脂質を撃退し、老化の抑制や動脈硬化など、さまざまな生活習慣病の予防に役立ちます。

食物繊維はビフィズス菌などの善玉菌を増やして排便をスムーズにし、腸の働きを整えます。腸内の有害物質やコレステロールの排出を促すため、動脈硬化や大腸がんなどを防ぐ効果もあります。

ビタミンB1をはじめとするビタミンB群は、糖質、脂質、たんぱく質の代

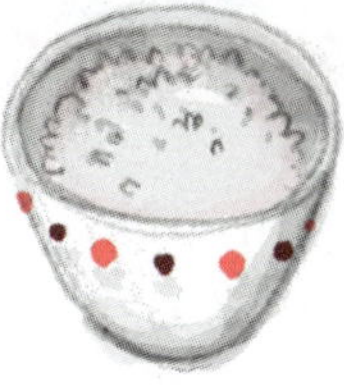

[骨粗しょう症予防に役立つ栄養素]
マグネシウムなど

[そのほかの効能]
便秘、疲労回復、動脈硬化、高血圧など

謝を助けて体内でエネルギーをつくり出します。体の疲れをとったり、脳の働きを活発にしたりする上でも欠かせない栄養素です。

☆γアミノ酪酸が中性脂肪を低減

米の胚芽の部分には、γアミノ酪酸（ギャバ）やフィチン酸などの成分が含まれています。γアミノ酪酸には中性脂肪を減らしたり、血圧を下げたりする作用があることがわかっています。また、脳細胞を活性化し、イライラや不安感を鎮める効果もあります。フィチン酸は、活性酸素の発生を抑え、有害物質を体外に排出して生活習慣病やがんを防ぎます。

また、ぬか層に多く含まれるＩＰ６（イノシトール６リン酸）という成分は、強い抗酸化作用でがんなどの病気を予防します。また、コレステロール値を正常に保ち、動脈硬化などを防ぐ働きもあります。

豆知識

玄米は精白米にくらべて皮が固く、食物繊維が多いため、あまり消化がよくありません。栄養をきちんと吸収するためには、よくかんで食べることが大切です。

小さな1粒にさまざまな栄養がたっぷり

ごま

☆骨に欠かせないカルシウムが豊富

ごまにはさまざまな栄養素がつまっており、中でもカルシウムの含有量は100gあたり1200mgとたいへん多くなっています。カルシウムとともに、骨をつくるマグネシウムやたんぱく質も豊富なので、骨粗しょう症を予防するために積極的にとりたい食品の一つです。

ごまは表面が固い皮でおおわれているため、そのままでは消化がよくありません。でも、皮を取り除いたむきごまでは、カルシウムの含有量が大幅に減ってしまいます。皮つきのものを炒り、よくすって使うのがおすすめです。

☆生活習慣病や貧血予防効果も

ごまの成分の半分以上は脂質ですが、そのほとんどはリノール酸やオレイン酸などの不飽和脂肪酸。コレステロール値を下げ、動脈硬化や高血圧を予防する作用があります。また、人間が体内でつくることができない必須アミノ酸をバランスよく含むごまのたんぱく質は、血管をしなやかに保ち、体や脳の疲労回復に役立ちます。

そのほか、糖質の代謝を助けるビタミンB群や抗酸化作用のあるビタミンEなども含まれています。また、血液

[骨粗しょう症予防に役立つ栄養素]
カルシウム、マグネシウム、たんぱく質など

[そのほかの効能]
動脈硬化、老化、貧血など

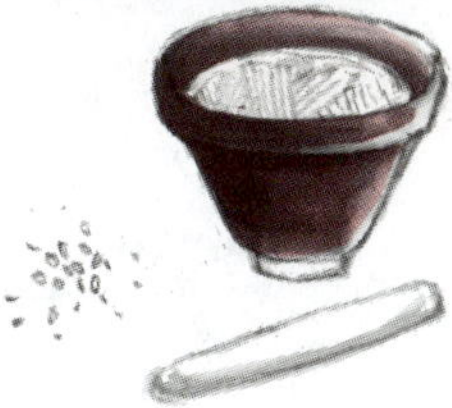

中のヘモグロビンの構成成分である鉄も豊富です。ヘモグロビンの合成に関わるビタミンB_6、葉酸、銅なども含んでいるので、貧血の予防・改善に効果を発揮します。

☆セサミンのパワーで老化を防ぐ

　ゴマリグナンという水溶性食物繊維が豊富なこともごまの特徴。ゴマリグナンは、セサミン、セサモール、セサミノールなどの成分に細かく分けることができますが、とくに注目したいのがセサミンです。

　セサミンには強い抗酸化作用があり、細胞や組織に悪影響を及ぼす活性酸素の働きを抑えてがんなどの病気や老化を予防します。また、コレステロール値を下げ、動脈硬化などを防ぐ働きも大。肝機能を強化してアルコールの分解をスムーズにする作用もあるので、二日酔いや悪酔いを防ぐ効果もあります。

豆知識

ごまみそ、ごま酢などのほか、マヨネーズやはちみつなどともよく合います。香りがよいので、調味料として上手に使うと料理の塩分を減らすのにも役立ちます。

マグネシウムが骨を丈夫に保つ

アーモンド

☆マグネシウムがたっぷり

アーモンドは、健康な骨をつくるのに欠かせないマグネシウムをたっぷり含んでいます。マグネシウムは、カルシウムとともに骨に蓄えられている物質です。筋肉などのマグネシウムが不足すると骨から取り出されますが、その時カルシウムも一緒に溶け出してしまいます。マグネシウムが不足すると骨がもろくなるのはこのためです。カルシウムとマグネシウムは2対1の割合でとるのが理想。カルシウムを多くとる人は、マグネシウムの摂取量も増やしましょう。

☆不飽和脂肪酸で生活習慣病を予防

アーモンドの主成分は脂質。そのほとんどがリノール酸などの不飽和脂肪酸なので、コレステロール値を下げ、動脈硬化などを予防する作用があります。ただし、10粒（約14g）で約84キロカロリーと高カロリーなので、食べ過ぎには注意。市販されているローストアーモンドには塩味がつけてある場合も多いので、塩分にも気をつけたいものです。

☆ビタミンEが老化を防ぐ

アーモンドにはビタミンB_1、B_2、E

[骨粗しょう症予防に役立つ栄養素]
マグネシウムなど

[そのほかの効能]
動脈硬化、老化、貧血など

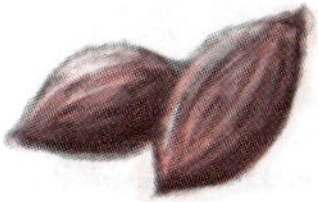

や鉄なども豊富に含まれています。とくにビタミンEの含有量は、100gあたり31・2㎎と、ナッツ類の中でもトップです。

ビタミンEは「若返りのビタミン」ともいわれ、老化を防ぐ成分として注目されています。人間は体に酸素を取り入れ、栄養素を燃やして活動していますが、この時体内で「活性酸素」が生まれることがあります。活性酸素が不飽和脂肪酸と結びつくと「過酸化脂質」という物質になり、細胞膜を破壊したり、ビタミンなどの働きを妨げたりします。ビタミンEの役割は、不飽和脂肪酸が活性酸素と結びつくのを防ぐこと。細胞膜を健康な状態に保ち、動脈硬化などの生活習慣病や老化を予防するといわれています。

ビタミンB群には糖分やたんぱく質の代謝を助ける働き、鉄には貧血を予防する働きなどがあります。

豆知識

古くなると脂質が酸化し、ビタミンEなどの抗力がなくなってしまいます。買う時は密閉されたビンや袋入りのものを選び、開封した後は冷凍保存しましょう。

便秘解消やリラックス効果も

ココア

［骨粗しょう症予防に役立つ栄養素］
カルシウム、マグネシウムなど

［そのほかの効能］
動脈硬化、便秘、精神安定など

☆牛乳を加えればさらに栄養アップ

ココアには、骨の材料となるマグネシウムとカルシウムがたっぷり含まれており、丈夫な骨づくりに役立ちます。お湯で溶いてもよいのですが、牛乳を加えてミルクココアにするのがおすすめです。味がよくなるだけでなく、牛乳のカルシウムやたんぱく質を一緒にとることができるので、栄養価もアップします。

このほか、体内でエネルギーを生み出すビタミンB群や、貧血の予防に役立つ鉄と銅、高血圧を防ぐカリウムなども多く含まれています。

☆リグニンがコレステロールを調整

ココアの原料であるカカオの実には抗酸化物質が多く含まれ、がん予防にも効果が期待できます。また腸の働きを整える食物繊維も豊富。不溶性繊維のリグニンは、胆汁の主成分である胆汁酸を体外に排出し、コレステロールを下げる働きがあります。また、カテキンやエピカテキンなどの成分にもコレステロールを下げる作用があるため、動脈硬化などを防ぐ効果が期待できます。このほか、自律神経を調整し、気持ちをリラックスさせるテオブロミンなどの成分も含まれています。

第四章

骨粗しょう症を予防・改善するおいしいレシピ

※エネルギー・カルシウム・食塩量は1人当たりの数値です

かにとほうれんそうのクリームコロッケ

438kcal　カルシウム190mg　食塩2.7g

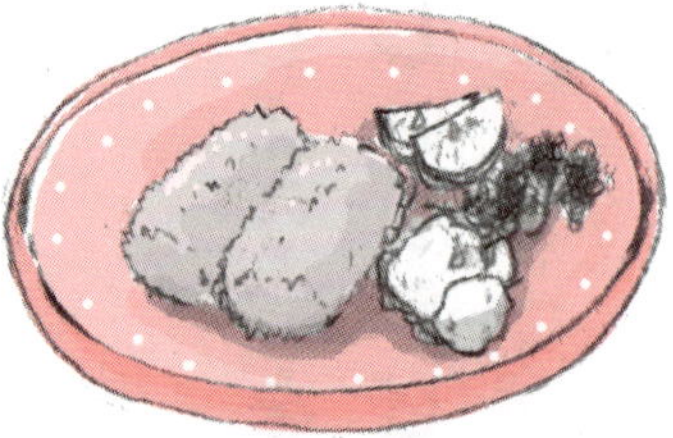

【材料／2人分】

ずわいがに（水煮缶詰）……………………100g
玉ねぎ……………40g
ほうれんそう……60g
バター………………3g
塩……………………1g
こしょう…………少々

[a] バター………10g
薄力粉………16g
牛乳………200g
塩……………………1g
こしょう………… 少々
[b] 薄力粉………20g
たまご………30g
パン粉………16g

揚げ油……………適量
じゃがいも……100g
塩……………………1g
レモン…………1/6個
パセリ……………少々

【つくり方】

① かには軟骨を取り除き、水気をきる。玉ねぎは粗いみじん切り、ほうれんそうは硬めにゆでて、3㎝長さに切る。
② バターで①の材料を軽く炒め、塩、こしょうする。
③ [a]でホワイトソースをつくり、塩、こしょうで味をととのえる。
④ ③が冷めたら②を混ぜ、1人2個の俵型に分ける。
⑤ ④に[b]をまぶして、低温（170℃）の油で揚げる。
⑥ じゃがいもはゆでて塩を振り、くし形レモン、パセリとともに⑤を盛りつける。

ししゃもの
野菜たっぷりマリネ

236kcal　カルシウム227mg　食塩1.9g

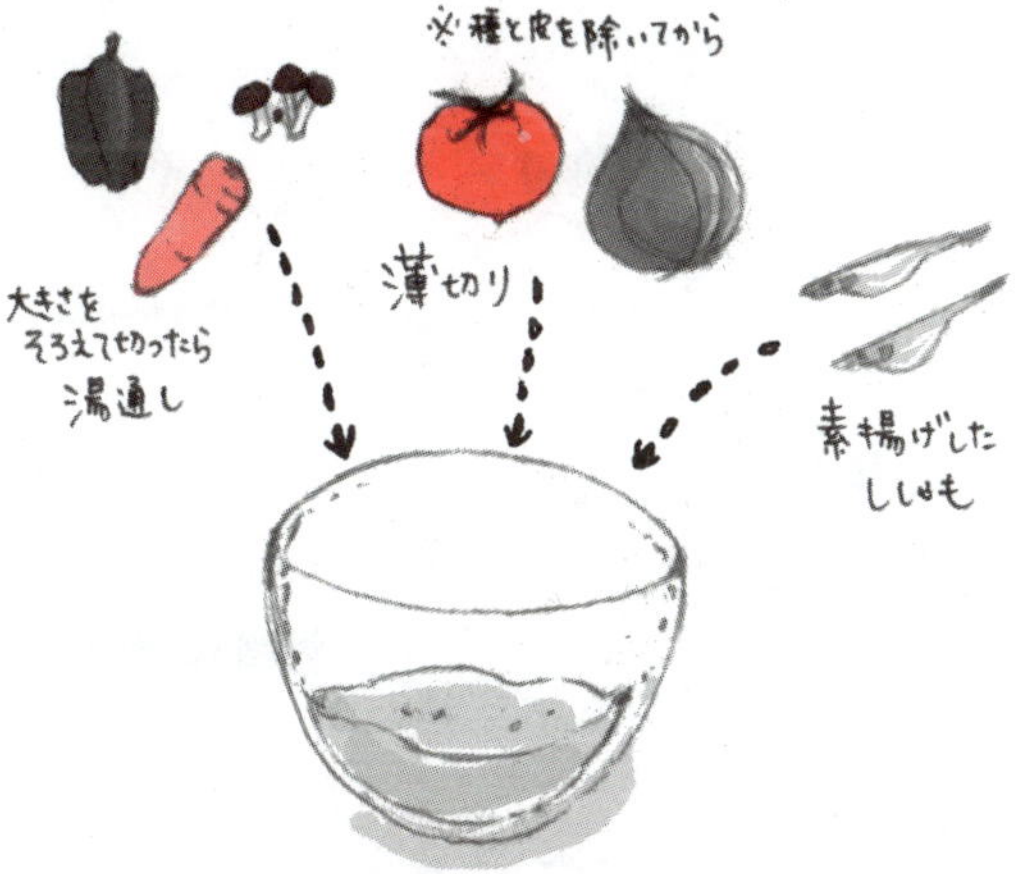

【材料／2人分】

ししゃも	6本	にんじん	20g	[a] りんご酢	30g
揚げ油	適量	ピーマン	30g	サラダ油	20g
玉ねぎ	80g	ほんしめじ	15g	塩	2g
トマト	100g			レモンのしぼり汁	適量

【つくり方】

① ししゃもは素揚げにしておく。

② 玉ねぎは薄切り、トマトは種と皮を除いてから薄切りにする。にんじん、ピーマン、しめじはほかの材料の大きさに合わせて切りそろえ、湯通ししておく。

③ [a]を合わせてマリネ液をつくり、揚げたての①と②を2～3時間漬ける。

いわしの梅干し煮

248kcal　カルシウム116mg　食塩3.6g

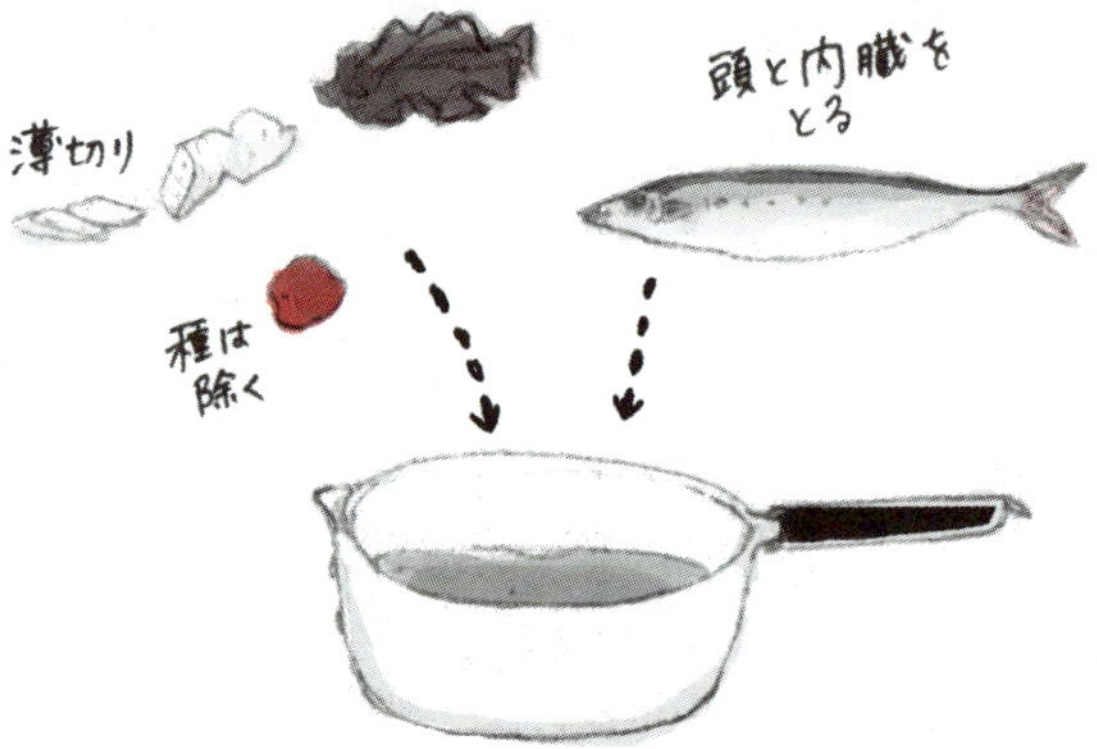

【材料／2人分】

いわし……………………4本	梅干し…………………2個	[a] 砂糖……………6g
わかめ（乾燥）……10g		しょうゆ……10g
しょうが……………4g		酒………………12g

【つくり方】

① いわしは頭と内臓を除いてきれいに洗い、水気をきる。

② わかめは水でもどし、食べやすい大きさに切る。しょうがは薄切り、梅干しの種は除いておく。

③ なべに水3/4カップとしょうが、[a]を入れる。煮立ったところで①と梅干しを入れ、落としぶたをしてゆっくりと煮る。最後にわかめを入れて一煮立ちさせ、火を止める。

さけとブロッコリーのチーズ焼き

278kcal　カルシウム222mg　食塩1.1g

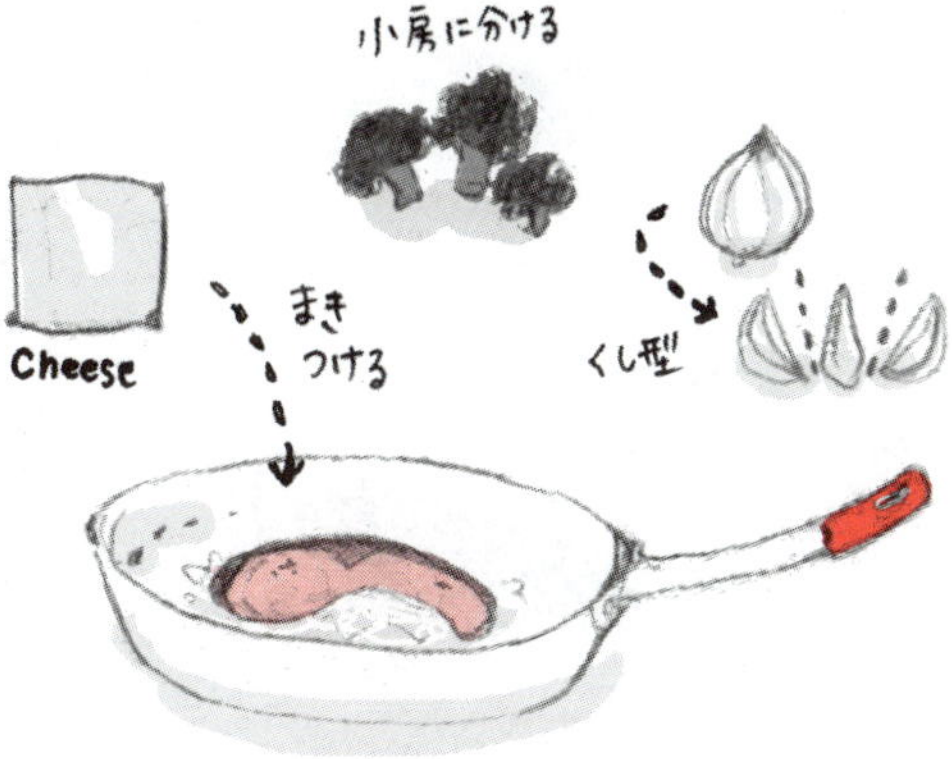

【材料／2人分】

生さけ（しろさけ）……2切	サラダ油……6g	玉ねぎ……60g
塩……1g	バター……20g	パセリ……適量
こしょう……少々	スライスチーズ……2枚	
	ブロッコリー…120g	

【つくり方】

① さけは軽く塩、こしょうをしておく。

② フライパンにサラダ油と半量のバターを熱し、さけの両面を強火で色よく焼きつける。ふたをして八分ほど焼けたら、スライスチーズを巻いて軽く焼く。

③ ブロッコリーは、子房に分けてゆで、塩を振る。玉ねぎは1㎝幅のくし型に切り、残りのバターで炒め、塩、こしょうする。

④ 焼き上がったさけに、きざみパセリを振り、③を盛り合わせる。

うなぎとじゃこの柳川風たまごとじ

338kcal　カルシウム201㎎　食塩2.7g

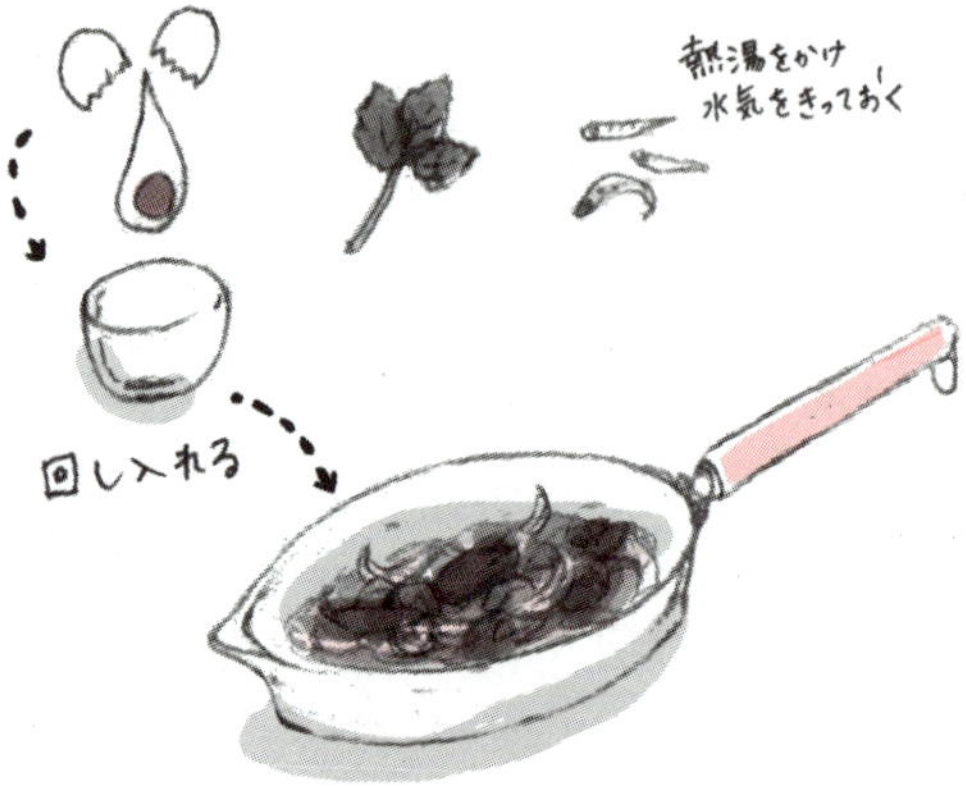

【材料／2人分】

うなぎのかば焼き……………………1/2串
しらす干し………20g
ごぼう……………120g
玉ねぎ……………100g
みつば……………10g
だし汁……………100g
砂糖………………………4g
酒　…………………16g
しょうゆ…………16g
たまご…………………2個

【つくり方】

① うなぎは1㎝幅に切る。しらす干しは熱湯をかけ、水気をきる。

② ごぼうはよく洗って皮をむき、0.5㎝のささがきに切ったら、水にさらしてあくを取る。玉ねぎは1㎝幅のくし型、みつばは長さ3㎝に切っておく。

③ だし汁でごぼうを下煮し、火が通ったら玉ねぎ、うなぎ、砂糖、酒、しょうゆを加えて煮る。

④ ③が煮えたら、たまごを割りほぐして回し入れる。煮立ったらみつば、しらす干しを散らし、たまごが蒸らされたらできあがり。

えびと生揚げの豆板醤《とうばんじゃん》炒め

186kcal　カルシウム150mg　食塩1.5g

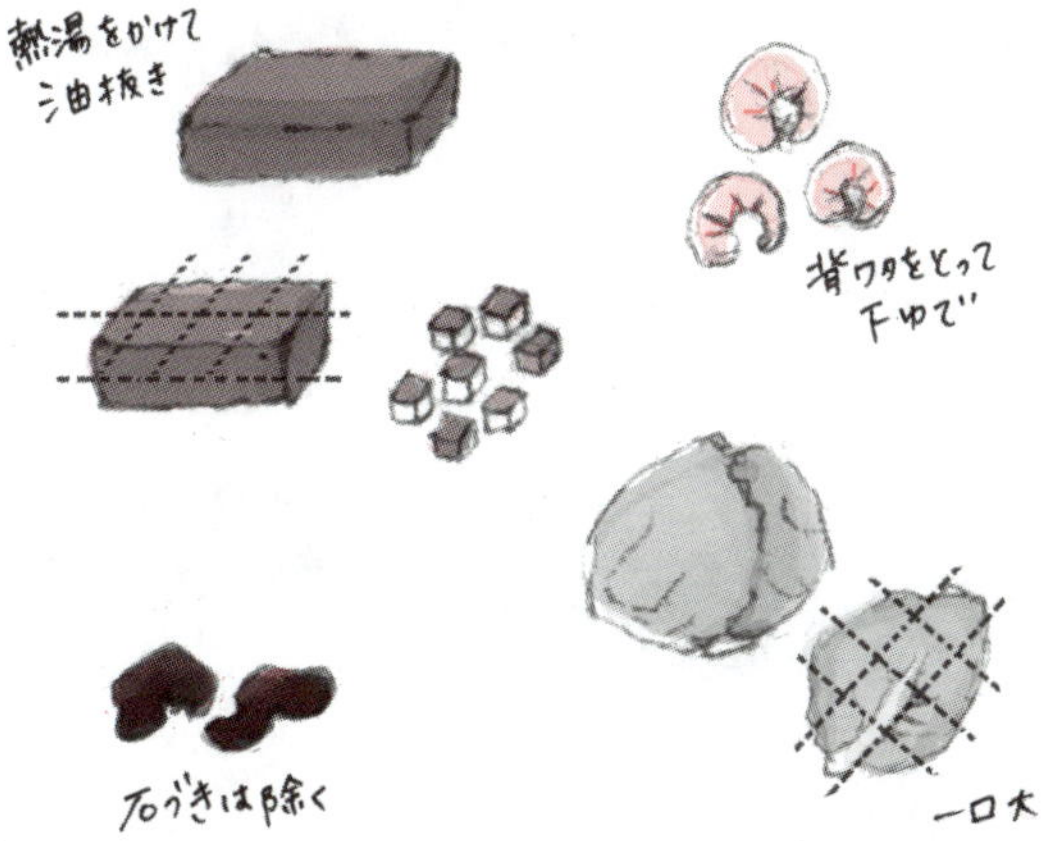

【材料／2人分】

車えび	4本	きくらげ	2g	酒	10g
生揚げ	80g	サラダ油	6g	しょうゆ	14g
キャベツ	160g	豆板醤	4g	ごま油	6g

【つくり方】

① えびは殻をむいて背わたを取り、下ゆでをしておく。

② 生揚げは3㎝角に切り、熱湯をかけて油抜きをする。

③ キャベツは1.5㎝幅の一口大に切る

④ きくらげは水でもどし、石づきを除く。

⑤ 油を熱し豆板醤を入れ、香りがたったらキャベツ、きくらげを炒める。生揚げ、えびを加えて酒、しょうゆで味をととのえ、最後にごま油を回し入れる。

わかさぎと野菜の揚げ物

318kcal　カルシウム278㎎　食塩1.2g

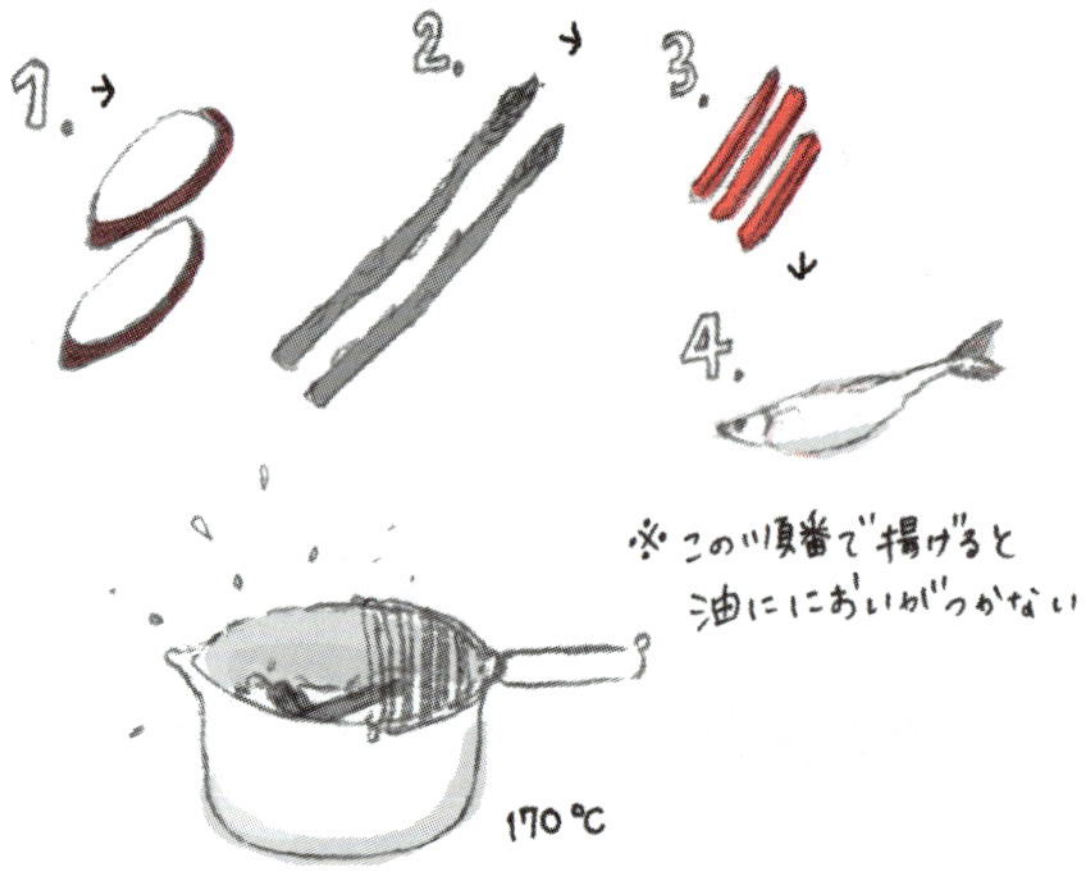

1.
2.
3.
4.
※この順番で揚げると油ににおいがつかない
170℃

【材料／2人分】

わかさぎ………**100**g	にんじん…………**40**g	レモン……………**1/6**個
グリーンアスパラガス………………………**4**本	薄力粉……………**50**g	粉さんしょう……適量
さつまいも………**80**g	たまご…………**1/2**個	塩…………………**2**g
	揚げ油………………適量	

【つくり方】

① わかさぎの水気はきっておく。

② グリーンアスパラは下部の硬い部分を除いて縦半分に切り、さつまいもは皮つきのまま1㎝の輪切りにして水につける。にんじんは太めの千切りにする。

③ ①と②に衣（薄力粉とたまごを冷水40㎖で溶く）をつけ、170℃の油で野菜→魚の順に揚げる。

④ ③を彩りよく盛つけ、くし形レモン、さんしょう、塩を添える。

牛肉と春菊の煮物

261kcal　カルシウム132㎎　食塩1.7g

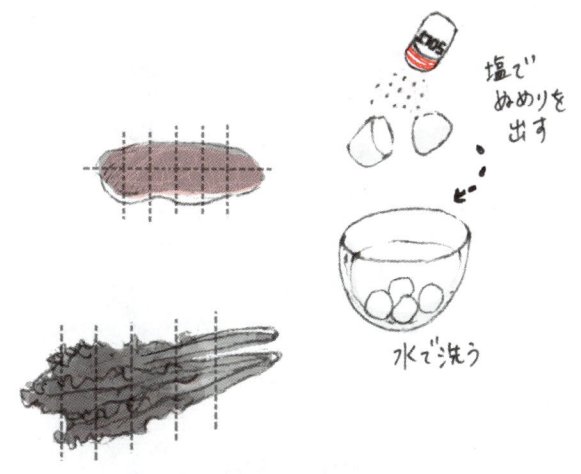

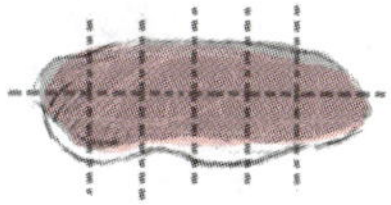

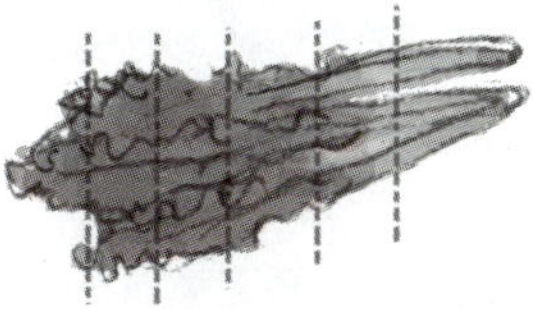

【材料／2人分】

牛肉（肩・薄切り）…………………120g
里いも…………120g

春菊……………200g

[a] だし汁……1カップ
しょうゆ……20g
みりん………20g
砂糖…………10g

【つくり方】

① 牛肉は一口大に切る。

② 里いもは一口大に切って塩小量（分量外）でぬめりを出し、水で洗っておく。春菊はさっとゆでて4〜5㎝に切る。

③ なべに[a]を入れ煮立て、牛肉を加える。あくをよく取る。

④ ③に里いもを入れ、煮えたら春菊を加えて煮汁でからませる程度に火を通す。

豚肉と小松菜のカレーソテー

223kcal　カルシウム143mg　食塩2.1g

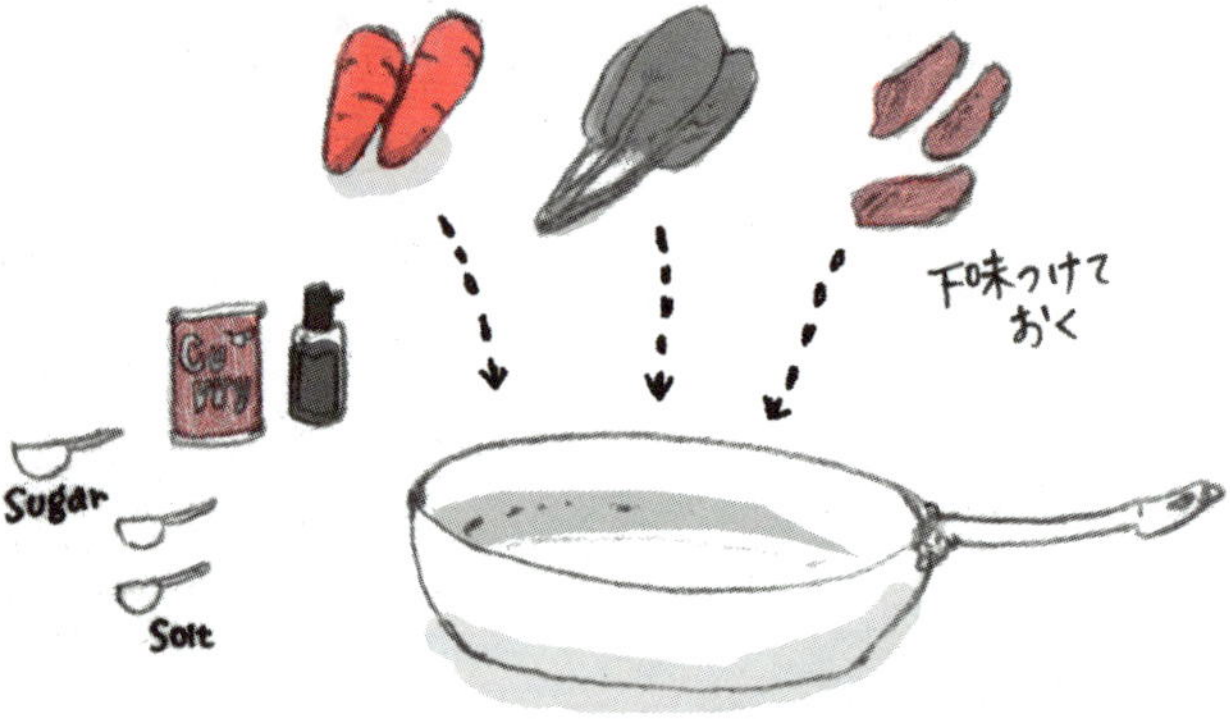

【材料／2人分】

豚肉（肩・薄切り）……120g	こしょう……少々	塩……2g
にんにく……2片	小松菜……160g	カレー粉……適宜
酒……6g	にんじん……30g	砂糖……1g
	サラダ油……12g	しょうゆ……少々

【つくり方】

① 豚肉は半分に切って、スライスしたにんにくと酒、こしょうで下味をつけておく。

② 小松菜は洗って5cm長さ、にんじんは3cm長さのたんざく薄切りにする。

③ 半量の油で①の肉を炒め、取り出しておく。残りの油で②の野菜を炒め、肉をもどして塩、カレー粉、砂糖、しょうゆで味をととのえる。

鶏肉と野菜のアーモンドソテー

325kcal　カルシウム142mg　食塩2.1g

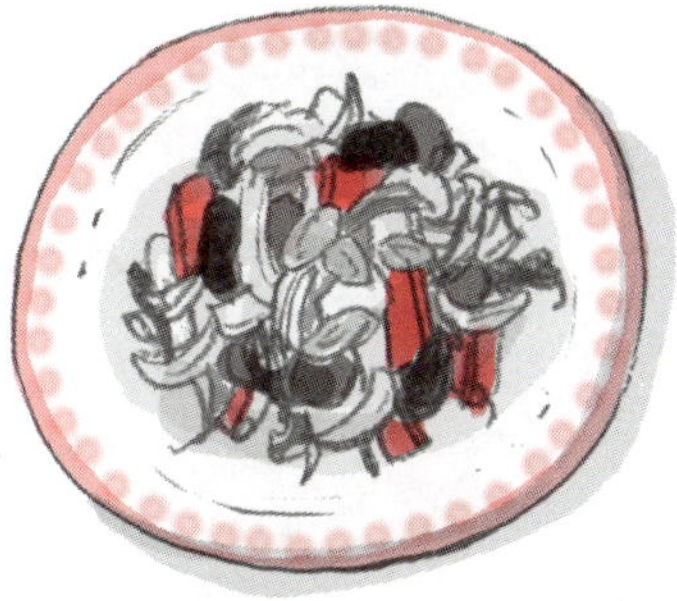

【材料／2人分】

鶏肉（若鶏・むね）……4枚
青梗菜……160g
にんじん……30g
玉ねぎ……40g
きくらげ……2g
サラダ油……12g
にんにく……2片
[a] 酒……6g
砂糖……1g
塩……4g
こしょう……少々
アーモンドスライス……40g

【つくり方】

① 鶏肉は軽く切り目を入れ、塩、こしょう（分量外）で下味をつける。

② 青梗菜の茎を4つに割り、5㎝長さに切る。にんじんは4㎝のたんざく切り、玉ねぎは1㎝のくし切り、きくらげは水でもどし、石づきを除く。

③ 半量のサラダ油で①の肉を色よく焼いて、取り出しておく。

④ 残りの油を熱し、にんにくを入れ香りがたったら、にんじん、玉ねぎ、きくらげの順に入れる。火が通ったら青梗菜を加え[a]で味つけし、③をもどして軽く炒める。最後にアーモンドスライスを散らす。

凍り豆腐の肉づめ煮

202kcal　カルシウム186mg　食塩2.2g

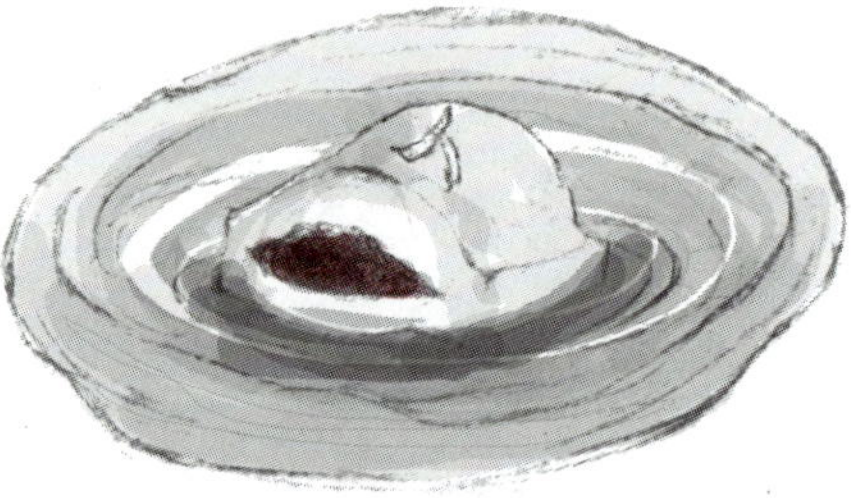

【材料／2人分】

凍り豆腐…………2枚
鶏ひき肉…………60g
玉ねぎ…………30g
たまご…………12g
片栗粉…………2g
うすくちしょうゆ…………6g
みりん…………6g
小松菜…………40g
[a] だし汁…………250g
砂糖…………16g
うすくちしょうゆ…………18g
ゆずの皮…………適宜

【つくり方】

① 凍り豆腐はぬるま湯でもどして、水気をきる。半分に切ったら、厚さ幅半分のところに切り目を入れ、袋状にしておく。

② 鶏ひき肉とみじん切りの玉ねぎ、溶きたまご、片栗粉、しょうゆ、みりんをよく混ぜて4等分にしておく。

③ ①に②をつめる。

④ 小松菜は硬めにゆでて水気を絞り、4cm長さに切る。

⑤[a]をなべに入れて煮立てる。③を入れ、弱火で肉に火が通るまで煮ふくめる。

⑥火を止め、④に⑤の汁をからめて器に盛り、せん切りのゆずの皮を添える。

豆腐のグラタン

406kcal　カルシウム340mg　食塩2.0g

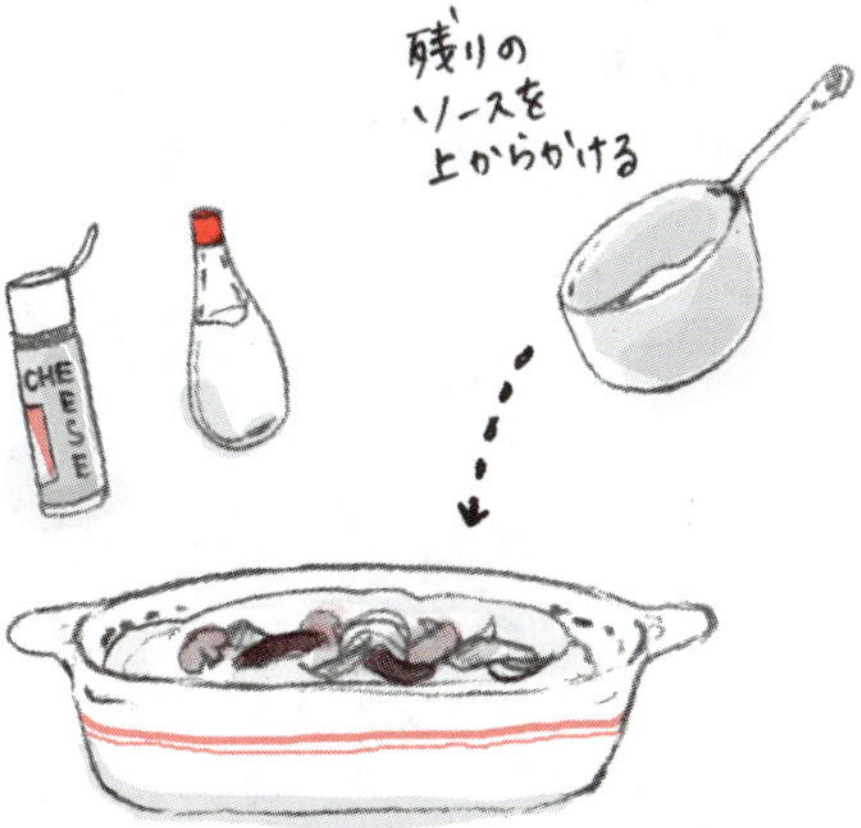

【材料／2人分】

木綿豆腐……………1丁	マッシュルーム（缶詰）……………………40g	[a] バター…………8g
塩……………………2g	白ワイン……………6g	薄力粉…………8g
こしょう…………適量	塩…………………0.4g	牛乳………120g
牛ひき肉…………40g	黒こしょう………少々	マヨネーズ…大さじ2
玉ねぎ……………80g		粉チーズ……大さじ2

【つくり方】

① 豆腐は軽く水気をきり、塩、こしょうをし3cm角に切る。

② 牛ひき肉、みじん切りの玉ねぎ、スライスしたマッシュルームを混ぜ、白ワイン、塩、こしょうで下味をつける。

③ [a]でホワイトソースをつくり、グラタン皿へ薄く敷く。その上に①②を並べ、残りのソースをかけて、さらにマヨネーズ、粉チーズをかける。180℃のオーブンで20〜30分焼く。

生揚げの五目炒め

198kcal　カルシウム237mg　食塩1.1g

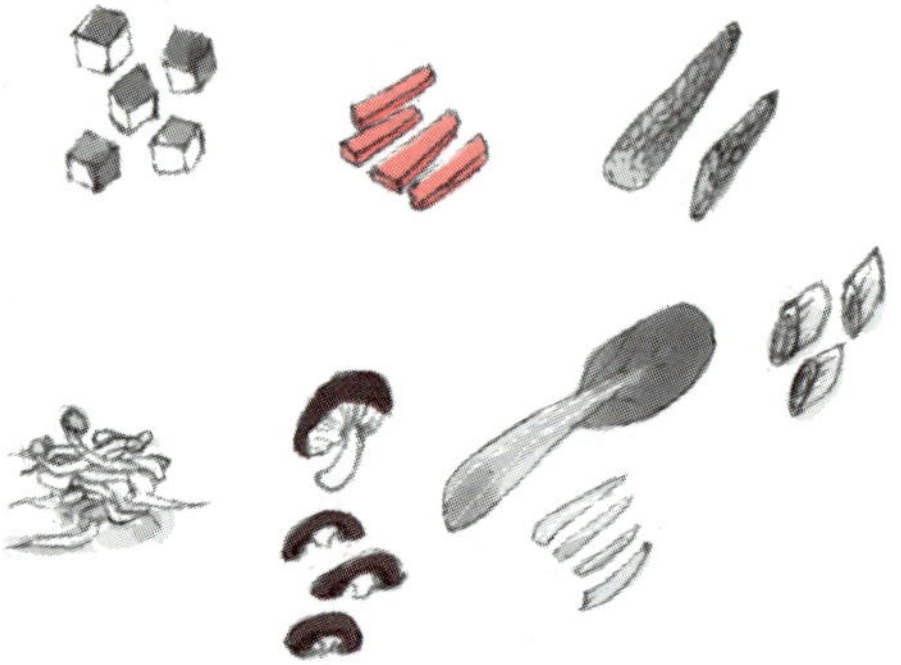

【材料／2人分】

生揚げ……………1枚	ねぎ………………40g	砂糖………………4g
にんじん…………20g	サラダ油…………10g	酒…………………4g
ヤングコーン……4本	コンソメスープ……………40g	しょうが汁…小さじ1
もやし……………40g	塩…………………0.5g	ごま油……………1g
干ししいたけ……2g	しょうゆ…………8g	
青梗菜……………100g		

【つくり方】

① 生揚げは熱湯をかけて油抜きし、1㎝厚さの一口大に切る。

② にんじんは3㎝長さのたんざく切り、ヤングコーンは1/2の斜め切り、もやしはよく洗って水気をきる。しいたけはもどしてせん切り、青梗菜は茎を4つ割りにしてから5㎝長さに切り、ねぎは1㎝の斜め切りにする。

③ フライパンに油を熱し、②のにんじん、しいたけを入れ、火が通ったらもやし、ヤングコーン、ねぎ、青梗菜の順に炒める。スープ、塩、しょうゆ、砂糖、酒、しょうが汁で味をととのえ、最後にごま油で風味をつける。

チーズ入りココット

278kcal　カルシウム192mg　食塩1.4g

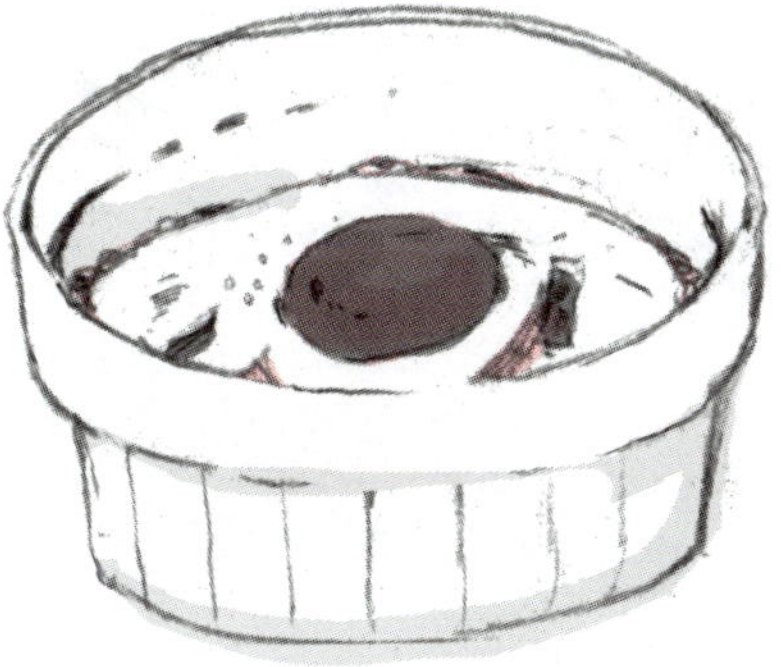

【材料／2人分】

ほうれんそう……………140g
ベーコン…………20g
サラダ油…………6g
塩…………………0.6g
黒こしょう………少々
バター……………10g
たまご………………2個
粉チーズ……大さじ3

【つくり方】

① ほうれんそうは下ゆでして3cm長さに切る。

② ベーコンは2cm幅に切り、①と一緒にサラダ油で軽く炒める。ベーコンの塩味をみて塩、こしょうを加減する。

③ ココットの容器にバターを塗り、②を入れた上にたまごを割り入れ、さらに粉チーズを振る。

④ 180℃のオーブンに③を入れ、10分焼く。表面においしそうな焦げ色がつけばできあがり。

桜えびのにらたま

134kcal　カルシウム140㎎　食塩1.3g

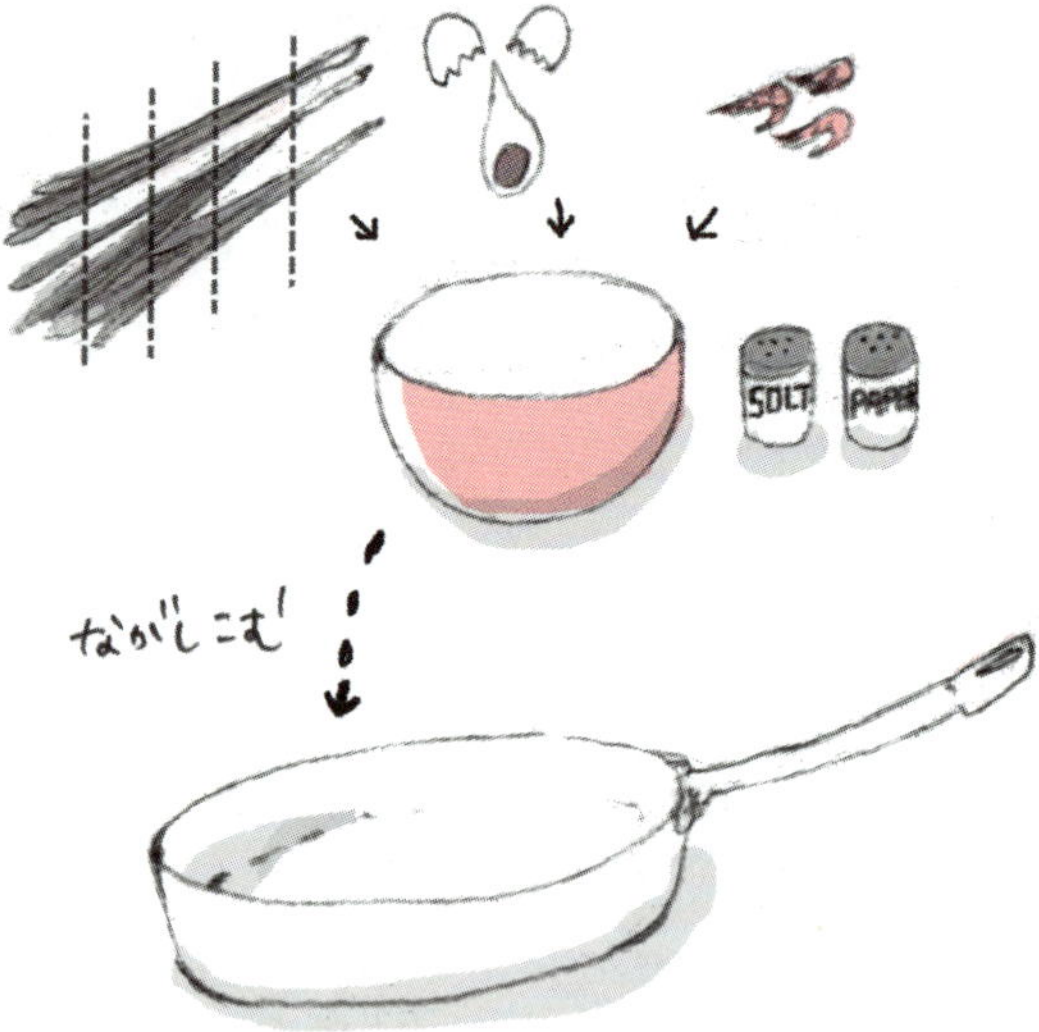

【材料／2人分】

たまご	2個	桜えび	10g	こしょう	少々
にら	60g	塩	1g	サラダ油	8g

【つくり方】

① たまごはよく割りほぐし、にらは1㎝くらいにきざんでおく。

② ①に桜えび、にらを加え塩、こしょうをする。

③ フライパンに油をひき②を直径10㎝くらいに広げて焼く。

栄養満点の
洋風すいとん

394kcal　カルシウム221mg　食塩1.4g

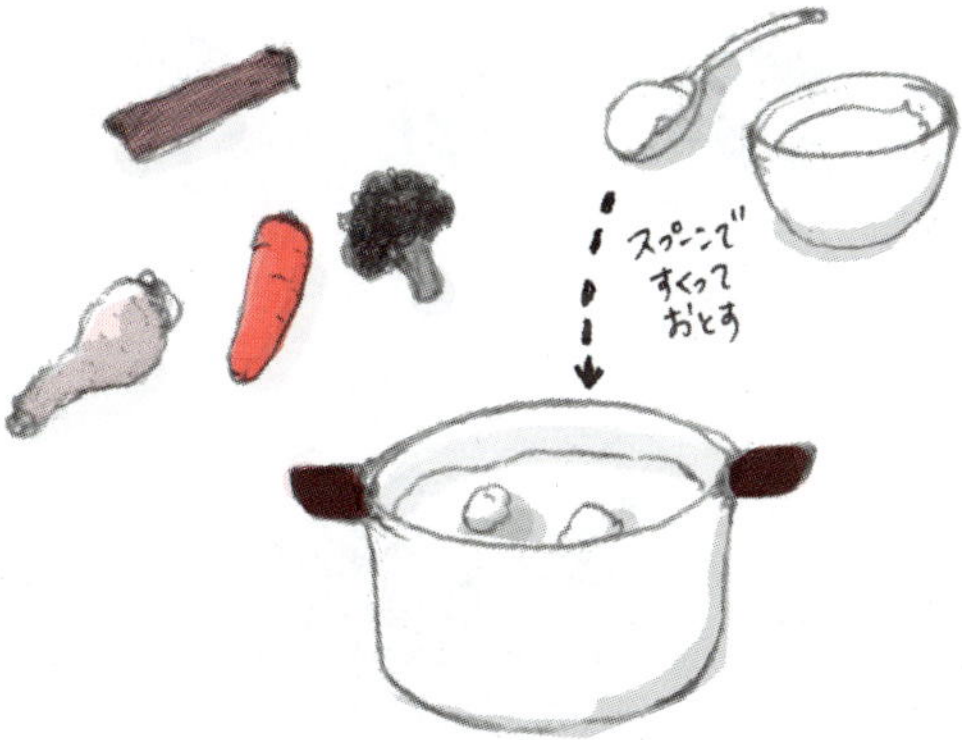

【材料／2人分】

薄力粉……………40g	ブロッコリー……60g	牛乳……………140g
スキムミルク……20g	鶏肉（若鶏・手羽）………………160g	塩……………………1.4g
玉ねぎ……………40g	鳥がらスープ………………240g	こしょう…………少々
ベーコン…………10g		
にんじん…………20g		

【つくり方】

① 薄力粉にスキムミルク、水（50mℓ）を加える。耳たぶの硬さにこねて一口大にまとめ、すいとんの生地とする。

② 玉ねぎは薄切り、ベーコンは2cm幅に切る、にんじん、ブロッコリーは食べやすい大きさに切り下ゆでする。鶏肉は軽く下味（分量外）し、一口大に切る。

③ 鳥がらスープに鶏肉を入れ煮えたら、①を落とす。浮き上がってきたら②を加える。

④全てに火が通ったら、牛乳を加え、塩、こしょうで味をととのえる。

大豆とひじきのマヨネーズサラダ

200kcal　カルシウム142㎎　食塩1.3g

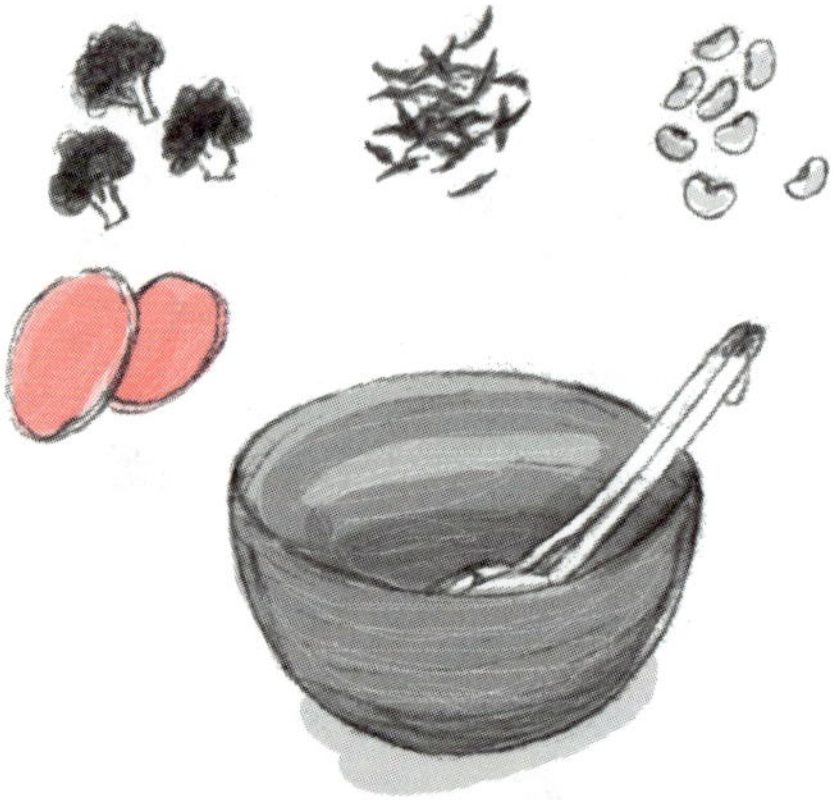

【材料／2人分】

大豆（水煮缶詰）…………………80g
ひじき……………12g
ブロッコリー……50g
ロースハム…………2枚
[a] マヨネーズ……………大さじ3
しょうゆ…………小さじ1弱
ミニトマト………40g
クレソン……………4本

【つくり方】

① 大豆は水気をきっておく。ひじきは水でもどしてから下ゆでし、水分をきっておく。

② ブロッコリーは一口大に分けてゆでる。ロースハムは0.5㎝幅のたんざく切りにする。

③ ボウルに①②を入れ、[a]であえる。

④ サラダボウルに③を盛り、ミニトマトとクレソンを彩りよく盛りつける。

かぶとかぶの葉のかにくず煮

68kcal　カルシウム136㎎　食塩1.6g

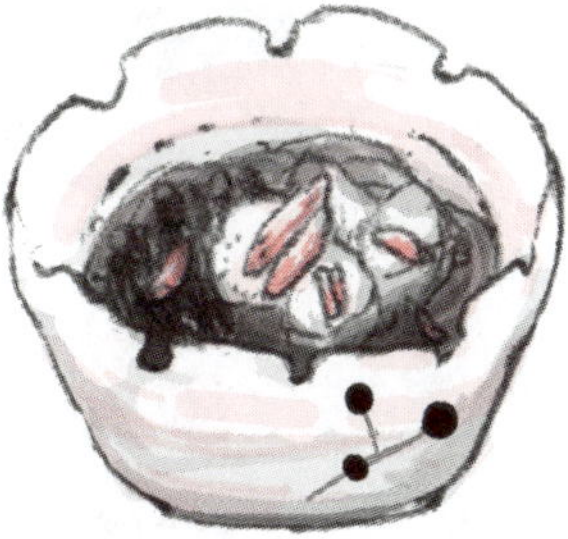

【材料／2人分】

かぶ	200g
かぶの葉	80g
たらばがに（水煮缶詰）	40g
だし汁	1カップ
酒	6g
砂糖	4g
塩	2g
うすくちしょうゆ	4g
片栗粉	6g

【つくり方】

① かぶは根（白い部分）と葉を分ける。根は皮をむき一口大に切る。葉は色よくゆでて3㎝長さに切る。

② かには軟骨を除き、汁と身を分けておく。

③ だし汁150gと酒、砂糖、塩でかぶの根を煮ふくませる。しょうゆ、かぶの葉を加え火を通す。

④ あんをつくる。なべに残りのだし汁とかにの缶詰の汁を合わせ、塩少々（分量外）で味をつける。水溶き片栗粉を加え、とろみがついたら火を止め、かにの身を入れる。

⑤ 深めの器にかぶの根、葉を盛る。残りの汁も注ぎ、上からあんをかける。

豆腐のサラダ

165kcal　カルシウム160mg　食塩1.2g

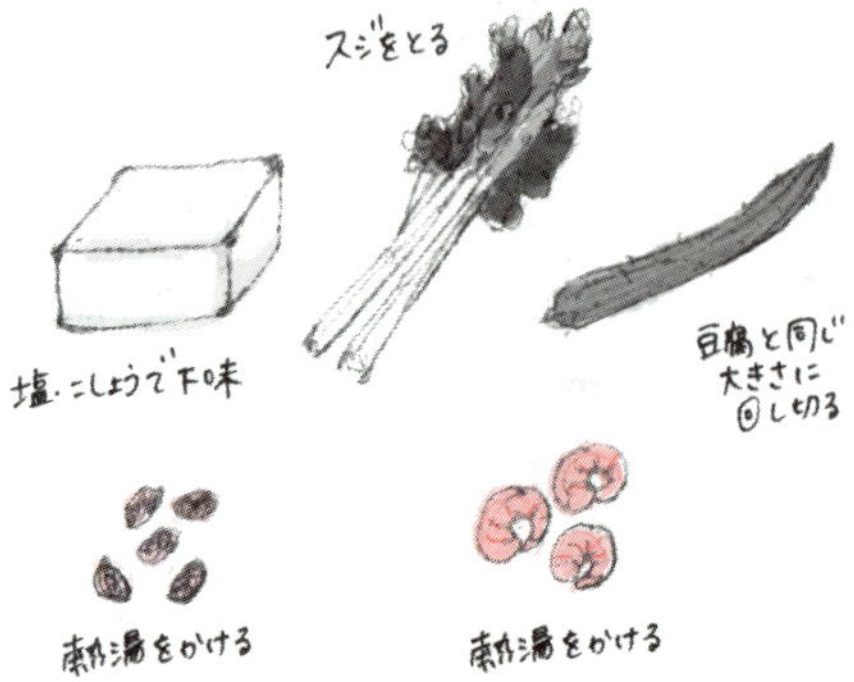

【材料／2人分】

木綿豆腐………**120**g
塩…………………**0.4**g
こしょう…………少々
セロリー…………**40**g
きゅうり…………**40**g
干しぶどう…………**6**g

桜えび（ゆで）……**20**g
[a] 酢…………………**10**g
　サラダ油……**16**g
　しょうゆ………**6**g
　塩……………**0.6**g
　こしょう………少々

おろしにんにく
…………小さじ**1/2**
くるみ（炒り）
……………大さじ**1**

【つくり方】

① 豆腐は2㎝角に切り、熱湯でさっとゆがいて水気をきる。塩、こしょうをする。

② セロリーは筋を取り0.5㎝幅、きゅうりは豆腐と同じ大きさの回し切りにしておく。

③ 干しぶどうとえびは熱湯をかけ、水気をきっておく。

④ [a]とおろしたにんにくをよく混ぜ、ドレッシングをつくる。

⑤ ボウルに①②③を入れて、食べる直前に④で軽くあえ、粗くきざんだくるみを散らす。

栄養たっぷり カルシウムお焼き

259kcal　カルシウム149mg　食塩2.2g

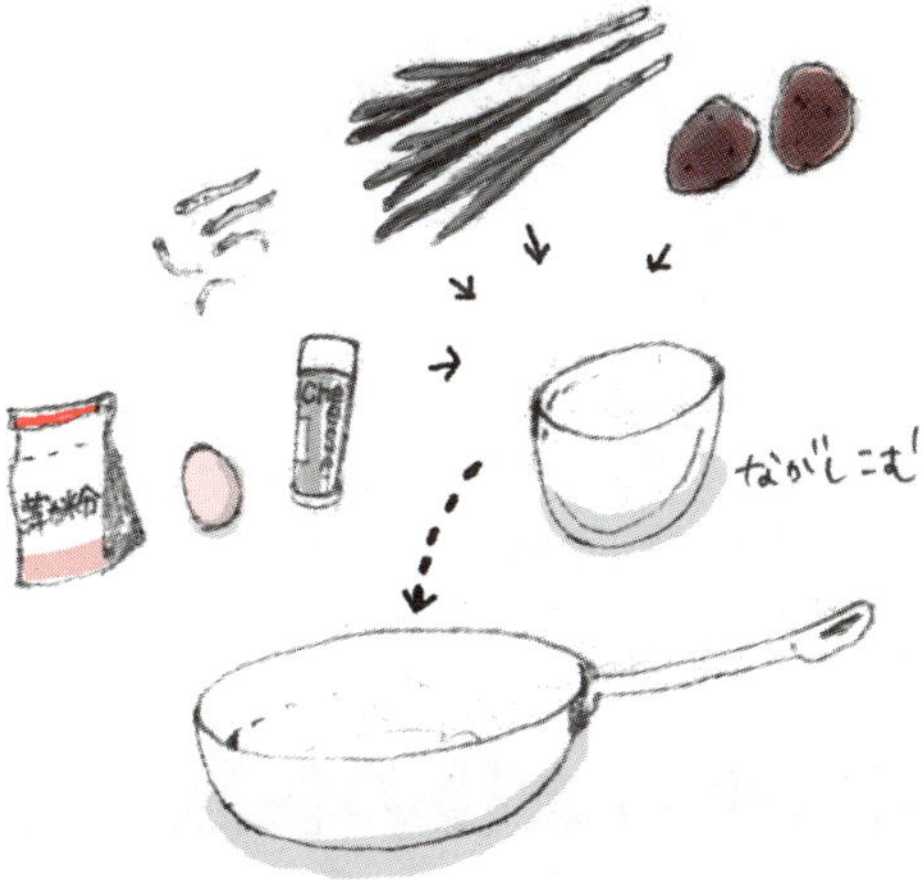

【材料／2人分】

じゃがいも……160g	たまご……50g	サラダ油……14g
にら……40g	粉チーズ……10g	ウスターソース
しらす干し……20g	塩……1g	またはしょうゆ
薄力粉……20g	こしょう……少々	……適量

【つくり方】

① じゃがいもはせん切りにして、水にさらし水分をきる。にらは小口切り、しらす干しは熱湯かけ水気をきっておく。

② ボウルに①と薄力粉、たまご、粉チーズ、塩、こしょうを入れて混ぜる。

③ フライパンに油を熱し、②を流して両面を色よく焼き上げる。ウスターソースまたはしょうゆでいただく。

**こまめにカルシウムを補給するために、
常備菜をつくっておくと便利です**

えびふりかけ

28kcal　カルシウム162mg　食塩0.3g

【材料／4人分】

大根の葉………120g	ごま…………………8g
桜えび（素干し）·12g	塩 …………………少々

【つくり方】

① 細かくきざんだ大根の葉をさっとゆがき、水気をよく絞る。

② ①と桜えび、ごま、塩をから炒りする。

※塩の量は、桜えびの塩分によって調節してください。

切り干し大根の韓国漬け

130kcal　カルシウム128mg　食塩1.2g

【材料／4人分】

切り干し大根……80g	にんにく…………4g	[a] ごま油…………8g
昆布…………………8g	しょうが…………12g	しょうゆ……24g
ねぎ…………………40g		はちみつ……12g
		松の実………20g

【つくり方】

① 切り干し大根は、お湯で洗って、水気をきっておく。

② 昆布は汚れを拭き取って3㎝のせん切り、ねぎは小口切り、にんにくとしょうがは薄切りにする。

③ [a]に全ての材料を漬け込む。1～2日後が食べごろ。

第五章

骨粗しょう症を予防するくらし

骨の健康を守る生活習慣

適度な運動が骨を強くする

骨を丈夫にするためには、カルシウムやカルシウムの吸収を助ける栄養素を十分にとることのほか、適度な運動も必要です。体を動かすと骨に力が加わって、弱いマイナスの電気が発生します。この電気がカルシウムを呼びよせ、効率よく骨に吸着させるのです。また、運動することで血液の循環がよくなるため、骨形成も活発になります。筋肉や関節も自然に鍛えられて体の動きがスムーズになり、転倒による骨折の予防にもつながります。

日光浴でビタミンD補給

カルシウムの吸収に欠かせないビタミンDは、紫外線を浴びることによって皮膚で合成されます。骨粗しょう症予防のため、夏なら日陰で30分、冬なら1時間を目安に屋外で過ごす習慣をつけましょう。ガラスは紫外線を遮るので、窓越しの日光浴はあまり効果がありません。

骨粗しょう症の改善に役立つ運動

日常生活で体を動かす習慣を

骨に加わる力が大きく、繰り返しが多い運動ほど、骨を丈夫にする効果があることがわかっています。でも、骨粗しょう症の予防を目的とするなら、無理に激しい運動をする必要はありません。年齢や体調に合わせて、楽しみながら体を動かしましょう。

スポーツが苦手な人や、これから運動を始める人には、散歩やサイクリングなどがおすすめ。また、家事をしながら、家の中でこまめに動くのも効果的です。わざわざ特別な運動をする時間をつくるのではなく、毎日の生活の中で、体を動かす習慣をつけていくことが大切です。

骨粗しょう症が進行している人や高齢者には、ウォーキングや、関節や筋肉をゆっくりと曲げ伸ばしするストレッチがおすすめです。骨折を恐れて運動しないとますます骨量が減少するので、毎日少しずつでも体を動かしましょう。

おすすめの運動

ウォーキング

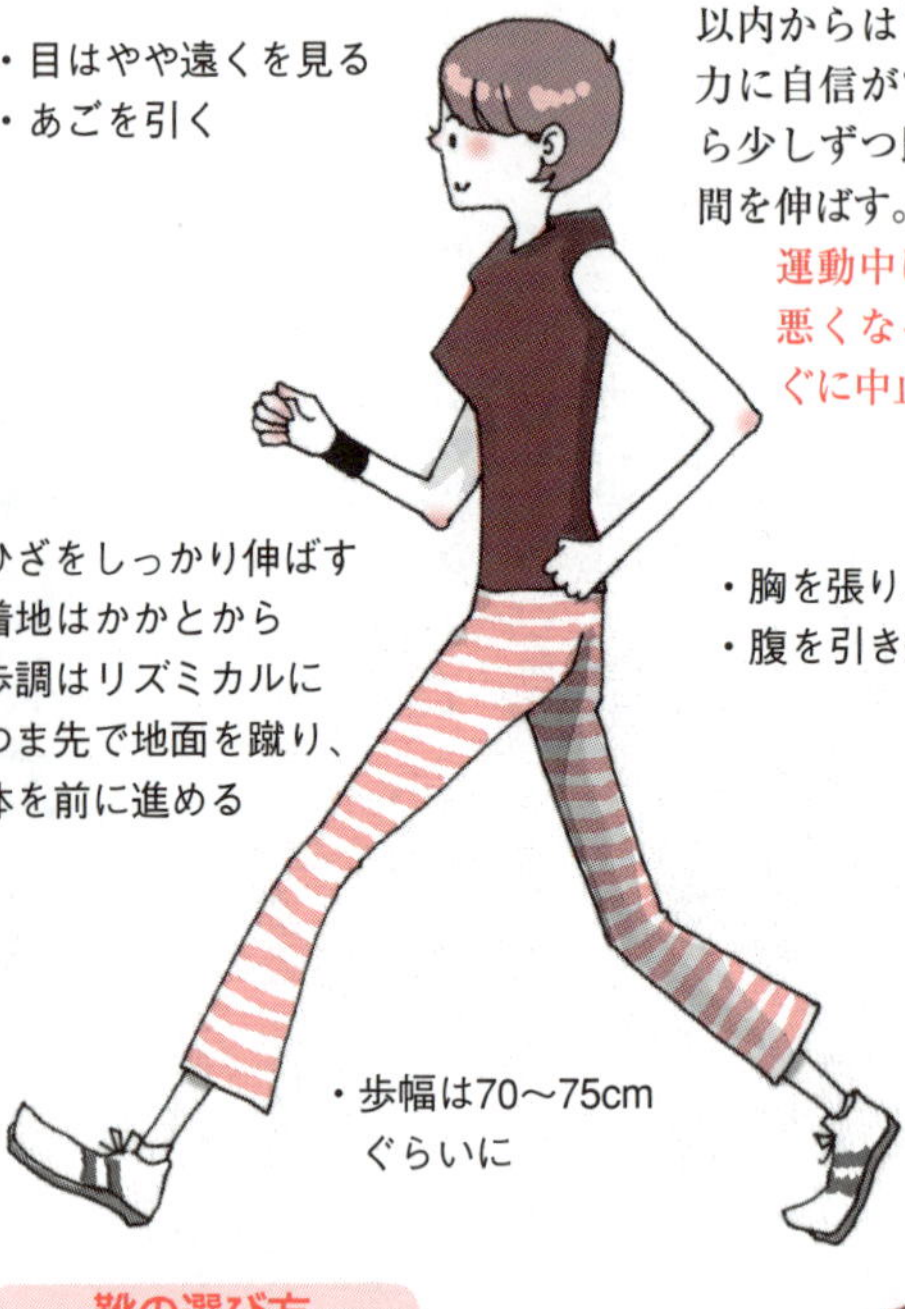
1回の運動時間は30分以内からはじめ、体力に自信がでてきたら少しずつ距離や時間を伸ばす。
運動中に具合が悪くなったらすぐに中止する。
・目はやや遠くを見る
・あごを引く
・ひざをしっかり伸ばす
・着地はかかとから
・歩調はリズミカルに
・つま先で地面を蹴り、体を前に進める
・胸を張り、背筋を伸ばす
・腹を引き締める
・歩幅は70〜75cmぐらいに

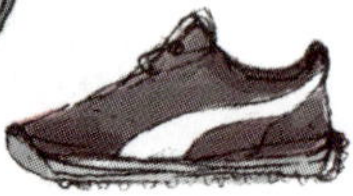

靴の選び方

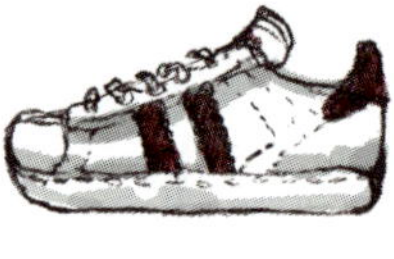

- 足の幅、甲の高さが合っていて、きゅうくつではないもの
- 靴底がしなやかで、足裏に密着する
- 軽くて通気性がある
- 底が厚く、すべらない
- クッション性が高い
- つま先、かかとが強化されている

おすすめのストレッチ体操1

四つんばい背筋伸ばし

1日 10回

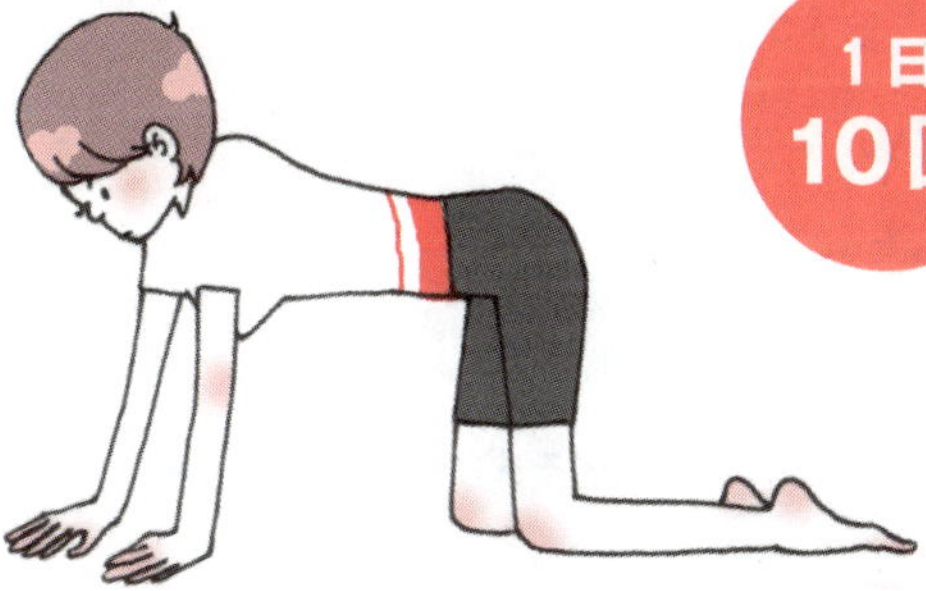

ひじを伸ばして
四つんばいになる

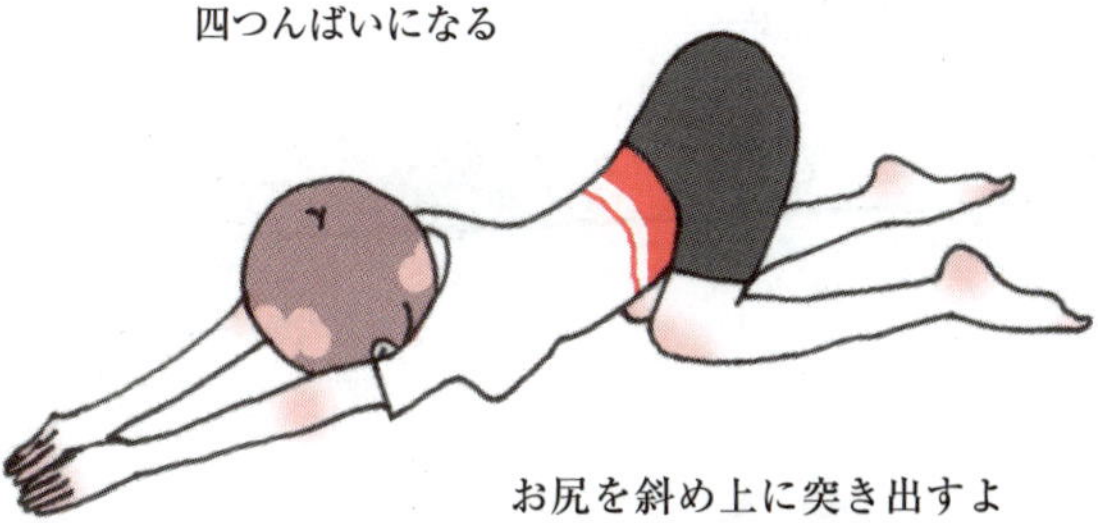

お尻を斜め上に突き出すように背中を伸ばし、その姿勢を30秒ほど保つ

ストレッチをするときの注意

- はずみをつけず、ゆっくりと行う
- 痛みのない範囲で行う
- 息を止めず、呼吸は自然に
- 伸ばす筋肉を意識しながら行う

おすすめのストレッチ体操2

うつぶせ背筋伸ばし

1日
10回

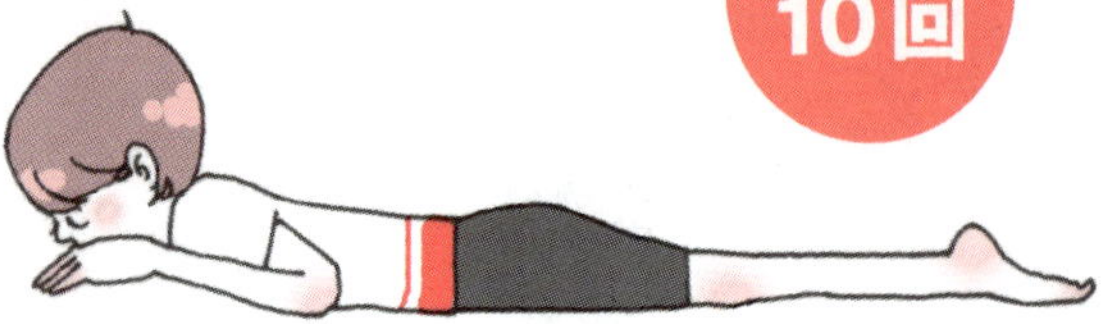

ひじを曲げてうつぶせになる

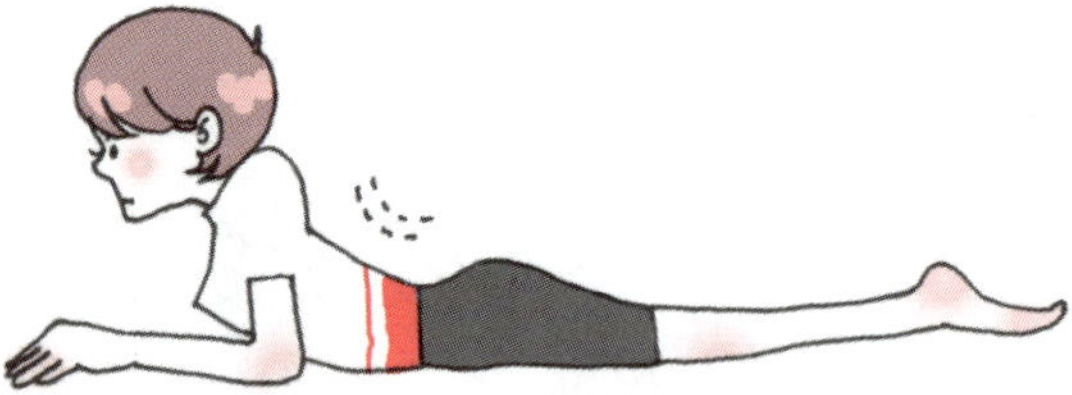

背中をそらしながらひじを伸ばし、その姿勢を30秒ほど保つ

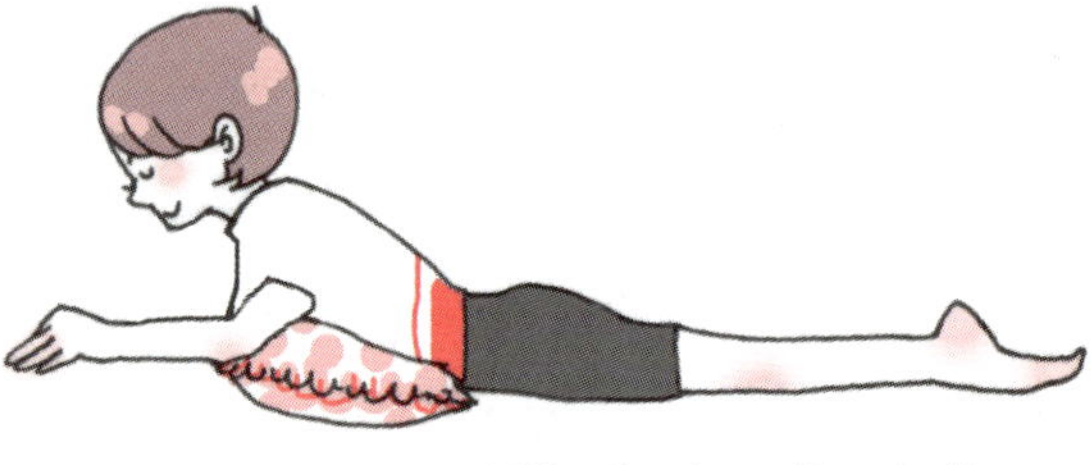

※円背の強い人は、腹の下に枕を入れて行うとよい

おすすめのストレッチ体操3

腰上げ腹筋強化

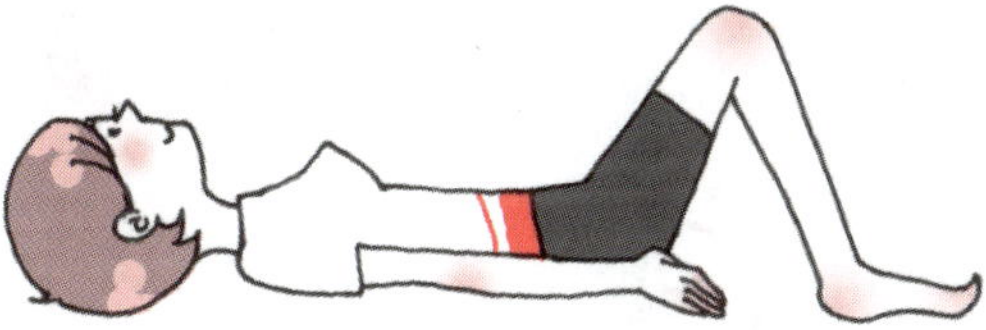

あお向けになってひざを曲げる

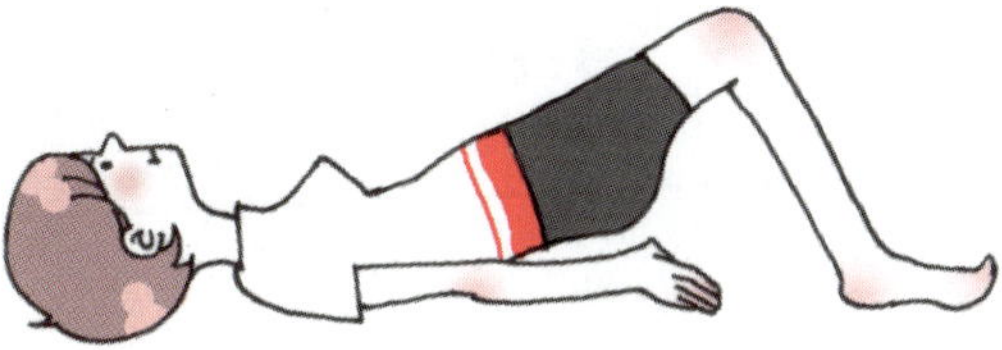

腰を前上方に持ち上げ、
その姿勢を30秒ほど保つ

1日
10回

おすすめのストレッチ体操4
足上げ腹筋強化

1日
10回

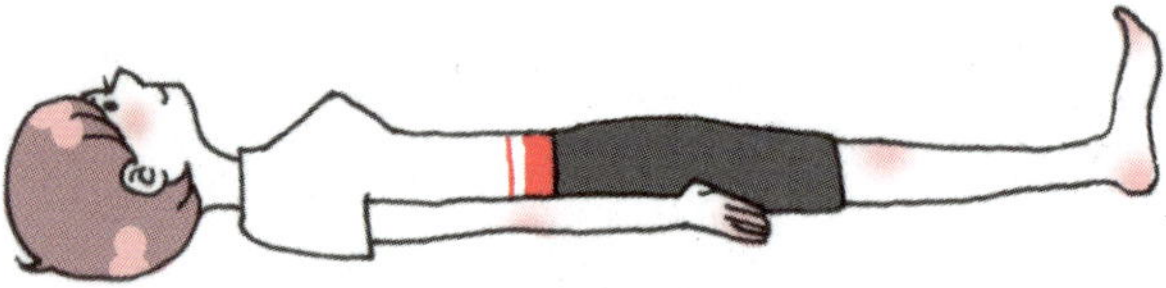

あお向けになり、
足をまっすぐ伸ばす

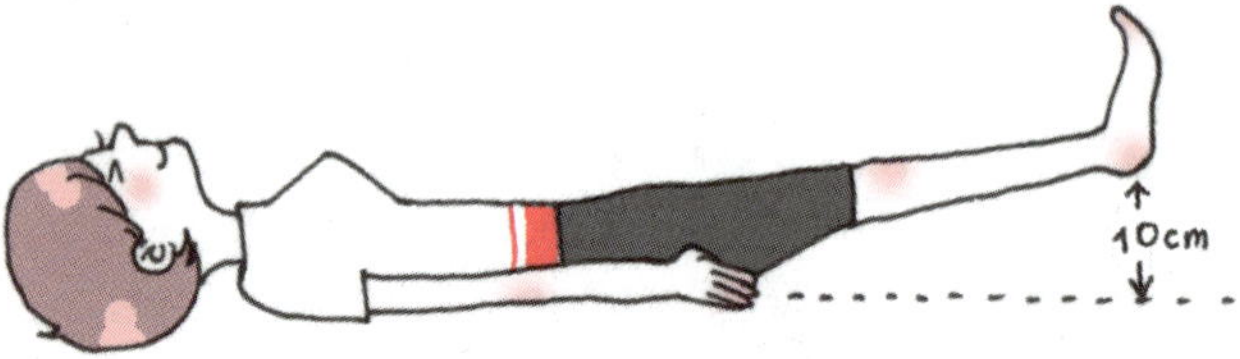

両足をそろえたまま10cmほど上げ、
ゆっくり下ろす

骨折を防ぐ日常生活の工夫

転倒による骨折を防ぐために

骨粗しょう症で骨がもろくなっていると、ちょっと転んだだけで骨折することが多くなります。とくに高齢者の場合、骨折は寝たきりの原因にもなりかねないので、十分な注意が必要です。室内で転んでけがをすることのないよう、住まいも工夫しましょう。

つまずくのを防ぐため、玄関や和室の敷居などの段差をできるだけなくすこと。足をひっかけやすいコード類は、テープで床に固定します。ふだんから床には余計なものを置かず、室内を整とんしておきます。階段や風呂場にはしっかりした手すりをつけ、足元がよく見えるよう室内の照明は明るめにします。

家にいるときは、動きやすい服装を心がけ、足元が不安定になるスリッパばきは避けます。また、視力や聴力の衰えがふらつきにつながることもあるので、メガネや補聴器は自分に合ったものを使いましょう。

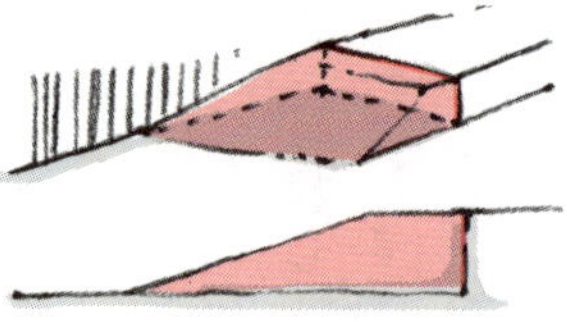

ちょっとした段差もつまずきのもと。くさびなどを利用して、段差を斜面にするとよい

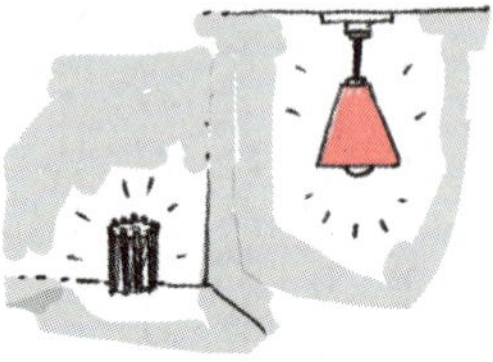

照明は明るく。できれば足元を照らす明かりも取りつける

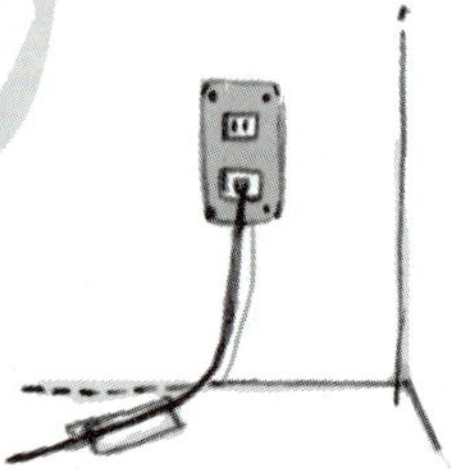

足をひっかけやすいコード類は、テープで固定。床には余計なものを置かないこと

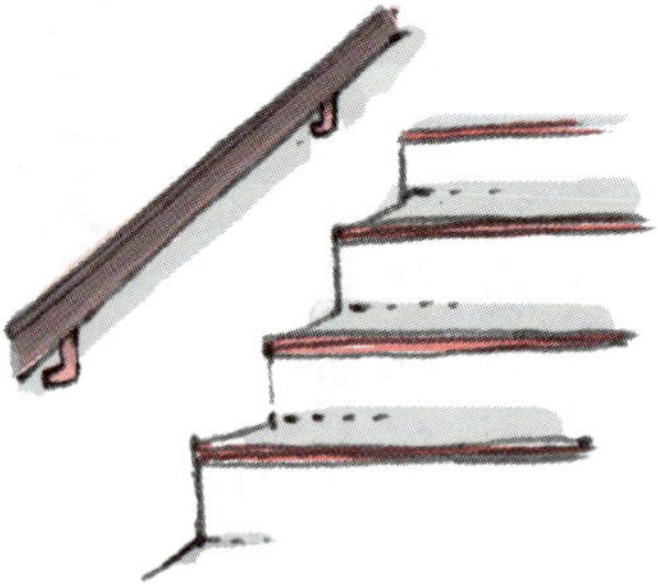

階段はへりに滑り止めをつけ、壁には手すりを

ラグマットなどを敷く時は、四隅を床に固定するなどして、すべらない工夫を

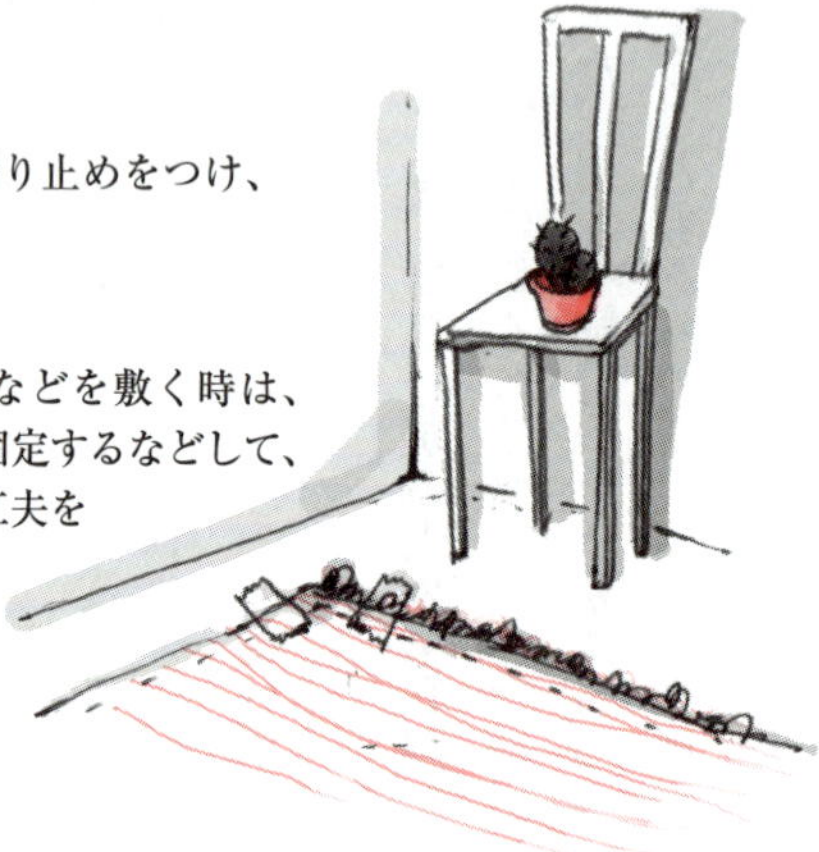

骨粗しょう症を予防するくらしの基本

若いうちに丈夫な骨をつくる

骨粗しょう症は、何より予防が大切な病気です。とくに女性の場合、加齢やホルモンとの関係で骨量が自然に減少していきます。一度もろくなってしまった骨は、薬などによる治療を行ってももともとどおりにすることが難しいのです。

骨粗しょう症を防ぐためには、若いうちに丈夫な骨をつくっておくことが必要です。骨量は10歳代後半から20歳代前半までに急激に増加します。食事や運動に気を配っていればその後も少しずつ骨が強くなっていき、ほぼ30歳代で骨量が一生を通じて最高レベル（最高骨量／ピーク・ボーン・マス）に達します。

この時期を過ぎると、骨量は一定のレベル以上には増えなくなり、加齢とともに減少していくようになります。つまり、最高骨量の高さや、何歳でそれを迎えるかによって、高齢になった時の骨量に大きな差が出てくるのです。

40歳代、50歳代になってからどんなに努力しても、自分の最高骨量以上に骨量を増やすことはできません。つまり、若いうちに丈夫な骨をつくり、最高骨量を高くしておくことが、骨粗しょう症を予防するポイントなのです。成長期に無理なダイエットなどをした人は、カルシウム不足から骨量が十分に増えず、最高骨量が低い可能性があるので、要注意といえます。

骨粗しょう症予防の三原則

丈夫な骨をつくり、最高骨量を迎えた後の骨量減少を抑えるためには、次の三つがポイントになります。

①食事

カルシウムを十分にとる。カルシウムの吸収を助けるビタミンD、マグネシウムもしっかりとること。

②運動

日頃から、自分の体力に合わせて運動したり、こまめに体を動かしたりする習慣をつける。

③日光浴

ビタミンDは紫外線を浴びることによって皮膚で合成されるので、屋外で過ごす時間をつくり、日光に当たる。

プロフィール

監修●**白石弘美**（しらいしひろみ）

管理栄養士として長年、東京慈恵会医科大学附属病院栄養部に勤務し、生活習慣病の栄養指導や食事管理に従事。また同大学附属柏病院に勤務以来、クローン病や消化器がん術後などの栄養管理をライフワークとしてきた。近年は同大学附属病院総合母子健康医療センターにて「食育」や「女性と栄養の関わり」に取り組む。また、平成20年４月より人間総合科学大学人間科学部健康栄養学科教授として、管理栄養士の養成につとめている。

所属学会は、日本栄養改善学会、日本臨床栄養学会、日本静脈経腸栄養学会（評議員）、日本臨床栄養協会（理事）、日本病態栄養学会（評議員）、日本サプリメントアドバイザー認定機構（理事）、日本褥瘡学会（評議員）、日本脂質栄養学会（評議員）など。

骨粗しょう症の予防と改善に役立つ食べ物

監　修
白石弘美

発行者
宇野文博

発行所
株式会社　同文書院
〒112-0002　東京都文京区小石川5-24-3
TEL（03）3812-7777　FAX（03）3812-7792
振替00100-4-1316

印刷
中央精版印刷株式会社
製本
中央精版印刷株式会社

ISBN978-4-8103-5081-4　Printed in Japan